İlknur Tunçer

Medyczne wykorzystanie pól elektromagnetycznych

İlknur Tunçer

Medyczne wykorzystanie pól elektromagnetycznych

Studium przypadku osób z basenu Morza Śródziemnego analizowanych za pomocą terapii biorezonansowej

Wydawnictwo Bezkresy Wiedzy

Imprint

Cover image: www.ingimage.com

Publisher:
Wydawnictwo Bezkresy Wiedzy
is a trademark of
International Book Market Service Ltd., member of OmniScriptum Publishing Group
17 Meldrum Street, Beau Bassin 71504, Mauritius

Printed at: see last page
ISBN: 978-620-2-44732-4

PODZIĘKOWANIA

Chciałbym podziękować zespołowi ALTIMED, który jest bardzo pomocny i jednocześnie miły. Zawsze jestem wdzięczny za nieskończone wsparcie mojej cennej rodziny i przyjaciół.

İlknur TUNÇER

ABSTRACT

Badania nad wykorzystaniem terapii polami elektromagnetycznymi znacznie wzrosły od kilku dziesięcioleci i odnotowano ważne przykłady, takie jak diagnoza zaburzeń energetycznych, a także leczenie chorób związanych z ukrytymi infekcjami pasożytniczymi, takimi jak choroby Parkinsona i Alzheimera, HIV, nowotwory, stwardnienie rozsiane, choroby układu oddechowego, sercowo-naczyniowego, pokarmowego, moczowego, nerwowego, mięśniowo-szkieletowego, układu hormonalnego i psychiatrycznego, w tym poważne zaburzenia depresyjne, lęki, bezsenność, itp. W niniejszym studium przypadku 15 grup rodzin w przedziale wiekowym 8-72 lata, powiązanych ze sobą pokrewieństwem lub sąsiedztwem i mieszkających w małym miasteczku w regionie Morza Egejskiego w Turcji, analizowanych jest za pomocą urządzenia terapeutycznego ATM Express - BRT. Ze względu na słoneczny i ciepły śródziemnomorski klimat miasta, flora i fauna są bogate dla zdrowego życia. Ludzie mieszkający w tym mieście zazwyczaj starają się przestrzegać reguł muzułmańskich i na ogół żyją zgodnie z turecką kulturą, szczególnie w której pokrewieństwo i sąsiedztwo są bardzo ważne dla życia społecznego. Stwierdzono, że członkowie rodziny w każdej z grup mieli podobne problemy wpływające na ich stan zdrowia, a nawet poziom życia. Zaobserwowano również, że relacje między każdą z grup mają wpływ w dużej perspektywie, jak np. dopasowanie dat analizy pierwszej grupy do ich sąsiadów lub krewnych, a także wyzwalanie poprawy w pierwszej grupie na postępy pozostałych grup. Poza tym byli tacy, którzy zbierali plony lub pracowali w ogrodzie, przyjemni w całym swoim życiu, szczęśliwi w swojej pracy, mający silne przekonania nawet po traumatycznych doświadczeniach, myślący świadomie ze spokojem o przyczynach sytuacji wokół siebie i tym samym mieli swoje wyniki analizy w optymalnych poziomach bez biernej terapii. Inni natomiast osiągnęli lepszy poziom energii dzięki biernej terapii biorezonansowej. Dlatego też w tym studium przypadku można było uzyskać równowagę pomiędzy tymi najlepszymi i gorszymi wynikami zarówno wśród wszystkich członków tej samej grupy, jak i wśród wszystkich grup.

Słowa kluczowe: Biorezonans, pola elektromagnetyczne, aura, czakra, "Hz". Insan".

SPIS TREŚCI

ROZDZIAŁ 1
WPROWADZENIE

I.1. Pola elektromagnetyczne jako nowy obszar w medycynie

Interesujące jest to, że populacja ludzka osiągnęła w ciągu zaledwie dwóch ostatnich stuleci poziom od jednego miliarda do dzisiejszego (około 7,6 miliarda). Ponieważ decydujące znaczenie powinny mieć nie ogromne liczby, ale jakość życia, sukces ludzkości będzie wynikał zarówno ze zdrowego statusu społeczno-ekonomicznego, jak i z dobrego samopoczucia fizyczno-medycznego (Tuncer, 2018a). Podobnie WHO (Światowa Organizacja Zdrowia) definiuje zdrowie jako stan pełnego zdrowia fizycznego, psychicznego i społecznego, a nie tylko brak choroby lub kalectwa. Ponieważ zapobieganie i leczenie tych chorób jest pierwszym przypadkiem z medycznego punktu widzenia, kluczowe znaczenie ma ustalenie możliwych przyczyn. Według światowych zagrożeń dla zdrowia (WHO, 2009), wysokie ciśnienie krwi, używanie tytoniu, wysokie stężenie glukozy we krwi, brak aktywności fizycznej oraz nadwaga i otyłość (odpowiednio 13%, 9%, 6%, 6% i 5%) prowadzą do śmiertelności na świecie w 2004 roku, oprócz wzrostu ryzyka wystąpienia chorób przewlekłych, takich jak choroby serca, cukrzyca i nowotwory. Niedawno światowe statystyki dotyczące zdrowia (WHO, 2017 r.) wskazały jako przyczynę 70 % ogółu 56 mln zgonów w 2015 r. jako choroby niezakaźne, tj. choroby układu krążenia, nowotwory, przewlekłe choroby układu oddechowego i cukrzyce (odpowiednio 45 %, 22 %, 10 % i 4 % tych chorób).

Na podstawie danych o chorobach, raport o światowej produkcji farmaceutycznej (WHO, 2004) wykazał, że 10 spośród 188 krajów, w tym Francja, Niemcy, Japonia, Wielka Brytania i USA, posiadało zaawansowany przemysł ze znaczącymi badaniami, w tym 10 przedsiębiorstw z siedzibą główną, 16 krajów, w tym Australia, Kanada, Chiny, Indie i Rosja, 13 krajów, w tym Brazylia, Egipt, Indonezja, Norwegia i Turcja, posiadało w latach 1985-1999 przemysł zawierający zarówno składniki aktywne, jak i produkty gotowe. Oprócz całkowitej wartości światowej produkcji farmaceutycznej w 1999 r. wyniosła ponad 320 mld USD, co odpowiada 1,12% PKB (produktu krajowego brutto), łączna wartość sprzedaży leków wyniosła 111,3 mld USD w 10 najlepszych klasach terapeutycznych, w tym leki przeciwnowotworowe, reduktory cholesterolu, leki przeciwdepresyjne, leki przeciwzapalne, leki przeciwnadciśnieniowe, leki przeciwpsychotyczne, doustne leki przeciwcukrzycowe, inhibitory enzymów konwertujących angiotensję, antybiotyki, systematyczne leki przeciwhistaminowe w 2001 r. (WHO, 2004). Co więcej, godne uwagi jest to, że leki te zawierają również klasy terapeutyczne dla zdrowia psychicznego, u podstaw których leży fakt, że leczenie tych chorób nie tylko prowadzi do śmierci, ale również wpływa niekorzystnie na standardy życia. Oprócz wszystkich tych przemysłów farmaceutycznych na całym świecie, całkowite wydatki na farmaceutyki i opiekę zdrowotną jako procent PKB w 2006 roku wyniosły odpowiednio około 1,5% i 10% dla wszystkich krajów (WHO, 2011). Na przykład Chiny, jako kraj o niższym i średnim dochodzie, z ponad 1,3 mld mieszkańców, wydały 144,8 mld USD (4,67% swojego PKB) na zdrowie, a wydatki na leki stanowiły około połowy wszystkich wydatków na zdrowie w 2006 r. (WHO, 2011). Z kolei Norwegia, jako kraj o wysokim dochodzie, z PKB per capita wynoszącym 72215 USD w 2005 r., wydała na leki zaledwie 0,7% swojego PKB, co stanowi 9% całkowitych wydatków na ochronę zdrowia, w porównaniu z krajem OECD z PKB wynoszącym odpowiednio 1,5% i 17% (WHO, 2011).

Aby dostrzec skuteczność tej gospodarki przemysłowej, ważny jest również podział dochodu i życia ludzkiego na świecie. Kiedy w 2004 r. wszystkie kraje zostały pogrupowane według dochodów, okazało się, że kraje o wysokich, średnich i niskich dochodach stanowią odpowiednio 15%, 47% i 37% ludności świata, przy podobnym rozłożeniu umieralności, a także w przeciwieństwie do młodej populacji (WHO, 2004). Podczas gdy kraje o wysokich dochodach liczyły 977 milionów mieszkańców, z DNB wynoszącym 31253 USD (dochód narodowy brutto na głowę mieszkańca) i około 80-letnim okresem wygaśnięcia życia (LE), kraje o niskich i średnich dochodach w regionach obu Ameryk i Europy (w tym Rosja i republiki tureckie) miały około 8 500 USD DNB i 70 lat LE, w regionie Zachodniego Pacyfiku (w tym w Chinach) 5760 USD DNB i około 70 lat LE, we wschodniej części basenu Morza Śródziemnego i Azji Południowo-Wschodniej (w tym w Indiach) około 2300-3750 USD DNB i ponad 60 lat LE, w regionie Afryki około 1800 USD DNB i 50 lat LE (WHO, 2004). Ponadto globalne ryzyko obciążenia chorobami takimi jak niedowaga, niebezpieczny seks, niebezpieczna woda wraz z warunkami sanitarnymi i higieną uzyskanymi w krajach o niskich dochodach, zwłaszcza w regionach Azji Południowo-Wschodniej i Afryki Subsaharyjskiej (WHO, 2009) wskazuje na zróżnicowanie priorytetów w zakresie zdrowszego życia w różnych regionach świata.

Aby zrównoważyć warunki życia w celu prowadzenia zdrowego trybu życia, niezbędna jest globalna perspektywa. To oczywiste, że potrzebne są nowe rozwiązania. Na przykład, medyczne wykorzystanie pól elektromagnetycznych (EMF) może być uznane za nowy obszar (Tuncer, 2018a). Chociaż pierwsze próby pojawiły się na początku XX wieku, zwłaszcza przy częstotliwościach Rife, zostały uznane za nieuzasadnione lub potępione (Zimmerman i in., 2013). Jednak ostatnie badania w tej dziedzinie, zwłaszcza w zakresie leczenia nowotworów, pojawiają się od kilku lat i zaczynają przynosić ważne wyniki (Zimmerman i in., 2013; Filipovic i in., 2014; Ross i in., 2015). W porównaniu z obszarem farmaceutycznym i chirurgicznym ma wiele zalet, takich jak niewielka ilość działań niepożądanych, niski koszt, gotowość do użycia i łatwość użycia (zwłaszcza do użytku lokalnego), nieograniczony okres trwałości, itp. Z medycznego punktu widzenia nowe obszary są ważne dla zrównoważonego rozwoju. Dlatego też obszar ten wydaje się być przedmiotem uwagi w nadchodzących latach (Tuncer, 2018a).

I.2. Co to jest rezonans elektromagnetyczny?

Aby móc wyjaśnić rezonans elektromagnetyczny, jako przykład można podać obwód oscylacyjny tj. radio, telewizję. Przy pomocy zasilacza prąd elektryczny występuje w obwodzie oscylacyjnym i ten obwód elektryczny emituje pole elektromagnetyczne o tej samej częstotliwości (Danze, 2010). Kiedy niektóre fale elektromagnetyczne są podane do tego obwodu oscylującego, rezonuje z tą samą częstotliwością co jego własna częstotliwość zwana rezonansem elektromagnetycznym, oprócz słabszego rezonansu z bliższymi częstotliwościami do jego własnej częstotliwości. Ponadto owe fale elektromagnetyczne, tj. radio, telewizja przenoszące obrazy, muzykę, raporty, itp. mogą być wysyłane z kosmosu i przechwytywane przez odbiorniki na Ziemi.

Podobnie, organizmy żywe dają i pobierają nie tylko cząsteczki, ale także informacje przenoszone przez fale elektromagnetyczne tj. światło, fale Schumanna, fale o bardzo niskiej częstotliwości (ELF), itp. A mechanizm przenoszenia tych informacji, np. substancji wysyłającej, która przemieszcza się do miejsca przebywania receptora, można wyjaśnić koncepcją biorezonansu (Danze, 2010). Następnie, energia i pole elektromagnetyczne występują w organizmach żywych za pomocą reakcji chemicznych w żywych komórkach, wymiany jonowej przez błony komórkowe, impulsy elektryczne między neuronami, itp.

Wszystkie żywe komórki, nawet DNA przechwytują i emitują częstotliwości elektromagnetyczne w korelacji ze wzrostem komórkowym, oprócz niższych częstotliwości elektromagnetycznych z ELF do spektrum podczerwieni, zapewniając największą część informacji procesów przenoszenia wśród cząsteczek, komórek, organów, itp. (Popp, 2000). Na przykład, światło, podczerwień i mikrofale mają rezonatory jako DNA, niektóre cząsteczki organiczne i błony komórkowe, odpowiednio. Z drugiej strony, szczególny rytm w 1-30 Hz jak ziemia naturalne fale Schumanna podróżować wśród neuronów, częstotliwości dźwięku w 15-15000 Hz są przekazywane do mózgu i poszczególnych stref ciała ludzkiego o nazwie czakry dopasować fale elektromagnetyczne w 1-1500 Hz (Danze, 2010). Co więcej, ludzkie fale mózgowe mogą emitować i otrzymywać pola elektromagnetyczne z kilku tysięcy kilometrów (Best & Smith, 1990). Faktycznie to wszystko we wszechświecie jest wykonane z fal elektromagnetycznych i materia występuje zgodnie z tą informacją elektromagnetyczną.

I.3. Medyczne wykorzystanie pól elektromagnetycznych

Koncepcja biorezonansu została opracowana przez Royal Rife na początku XX wieku po doświadczeniach N. E. Vvedenskiego w 1881 roku. Rife po raz pierwszy zaobserwował żywego wirusa i modyfikacji wirusa normalnych komórek do komórek nowotworowych za pomocą skomplikowanego mikroskopu uniwersalnego w 1933 roku i leczył chorych na raka za pomocą generatora fal elektromagnetycznych przez około 3 miesiące i stali się zdrowi w 1934 roku. Odkrył również specyficzne promieniowanie i częstotliwości zabijania dla mikroorganizmów. Wysiłki zmierzające do zniszczenia jego 50-letnich studiów nie powiodły się, a związane z nimi badania były kontynuowane. W latach 1940 - 1945 stwierdzono, że wokół wszystkich organizmów żywych istnieje EMF, a Reinhold Voll dostarczył elektroakupunkturę zwaną ORGANOMETREM, oprócz dr Reckeweg jako VEGA-Test, opartą na chińskiej wiedzy, tak że niektóre punkty na skórach ludzkich miały wyższy potencjał elektryczny. W 1977 roku Franz Morell i Erich Rasche wynaleźli MORA-terapię i pierwszy nadajnik drgań elektromagnetycznych jako Acutest-BRT stosowany w leczeniu ludzi. W latach 80. XX wieku J. V. Gotovsky wynalazł kolejne urządzenie do terapii biorezonansowej MINI-EXPERT-D rejestrujące indywidualne sygnały elektromagnetyczne ludzi, diagnozujące choroby, oprócz urządzeń IMEDIS-BRT i MINI-EXPERT-DR pomagających w leczeniu chorób. Obecnie urządzenia te są nadal dostępne, a metoda ta jest uznawana w wielu krajach.

Badania nad zastosowaniem terapii z wykorzystaniem pola magnetycznego (MF) zwiększyły się około dziesięciu razy od 1985 r. (Gordon, 2007; Markov, 2007; Ross i Harrison, 2013). W rzeczywistości, głównym źródłem EMF wokół człowieka jest aktywność mięśni, neuronów i metabolizmu, w przeciwieństwie do tylko źródło jako aktywność metaboliczna dla mikroorganizmów, ponieważ nie mają one układu nerwowego i mięśniowego. Wiele chorób, w tym te związane z ukrytymi infekcjami pasożytniczymi, takimi jak choroby Parkinsona i Alzheimera, HIV, rak, stwardnienie rozsiane, endometrioza, ciężkie zapalenie stawów, dystrofia mięśni, itp. są ściśle związane z obecnością czynników pasożytniczych, bakteryjnych i wirusowych. Poprzez zastosowanie określonych częstotliwości i czasów ekspozycji zwanych aktywną terapią biorezonansową (BRT), niektóre przykłady zostały zgłoszone jako diagnoza zaburzeń energetycznych i wykrywanie alergenów z leczeniem poprzez energetyczne przywrócenie równowagi i spersonalizowanych leków homeopatycznych (Herrmann & Galle, 2011; Pithili i in, 2014; Matthiessen, 2011), leczenie choroby Alzheimera (Arendash i in., 2010), zapalenie stawów (Ganesan i in., 2009), bóle pleców (Lee i in., 2006), zakażenie bakteryjne (Akan i in., 2010), rak piersi, okrężnicy i prostaty (Barbault i in., 2009), przewlekłe zapalenie oskrzeli (Iurlov i in., 2009), 1989), choroby psychiczne, szczególnie poważne zaburzenia depresyjne (Krishnadas i Cavanagh, 2012), ból i obrzęk (Dallari, 2009), fibromialgia (Sutbeyaz i in., 2009), zapalenie żołądka i jelit (Bukanovich i in., 1996), zapalenie sutka (Navaratil i in., 1993), stwardnienie rozsiane (Lappin i in., 1993), 2003), migrenowe bóle głowy (Sherman i in., 1999), regeneracja nerwów (Sisken, 1992), świąd (Sandyk, 1998), zapalenie kości i stawów (Hulme i in., 2002), zaburzenia stresu pourazowego, w tym lęk, wrogość i bezsenność (Rosenberg i in., 2002), wrzody skóry (Jeran, 1987), zapalenie ścięgien (Binder, 1984), itp. W innym badaniu leczono 17938 pacjentów z różnymi schorzeniami, takimi jak astma oskrzelowa, choroby układu oddechowego, sercowo-naczyniowego, seksualnego, skóry i włosów, depresja oraz choroby układu pokarmowego, moczowego, nerwowego, mięśniowo-szkieletowego i hormonalnego. 75,5% wszystkich pacjentów wykazało całkowity powrót do zdrowia, 20,5% poprawę ogólnego stanu zdrowia, a tylko 4% nie odnotowało żadnej poprawy (Gotovsky i Kosareva, 2011).

Terapie MF poprawiają układ odpornościowy i leczenie nowotworów (Barrault i in., 2009; Costa i in., 2011; Zimmerman i in., 2012) poprzez interakcję z komórkami i tkankami (Blank & Goodman, 1997; Markov i in., 2006; Zimmerman i in., 2012) w celu wspierania limfocytów przeciwko bakteriom, wirusom i komórkom nowotworowym (Cadossi i in., 2012), 1988; Cossarizza i in., 1989a-b; Traitcheva i in., 2003), tzn. poprzez zmniejszenie zmian w przenoszeniu wapnia (Walleczek, 1992), hamowanie wzrostu bakterii (Akan i in., 2010), zwiększenie gojenia się po urazach (Gordon, 2007; Rasouli i in., 2012), tzn. poprzez przywrócenie równowagi pomiędzy wolnymi rodnikami a przeciwutleniaczami (Han i in., 2012), itp. Oprócz tych wpływów EMF na komunikację komórkową, wpływa również na ekspresję genów, takich jak tłumienie zapalenia na poziomie genomowym (Binhi & Savin, 2003; Girgert i in., 2010). Główną ideą w ramach wszystkich tych efektów jest egzogeniczna stymulacja EMF na ligand-receptor interakcji kanałów jonowych na powierzchni błony komórkowej (Romeo i in., 2011), a także na cząsteczki DNA i genów (Blank & Goodman, 1997) wszystkie, które zmieniają pola magnetyczne na zewnątrz ciała złożone z atomów i cząsteczek wynikających z elektryczności i magnetyzmu (Becker & Marino, 1982).

Terapie MF mają niewiele, jeśli w ogóle, skutków ubocznych (Rubik, 1997), takich jak w leczeniu reakcji zapalnych zapoczątkowanych po aktywacji układu odpornościowego w porównaniu z farmakologicznymi metodami leczenia doustnego, miejscowego i iniekcyjnego, wszystkie mające skutki uboczne tj. krwawienie z żołądka, toksyczność nerek, problemy z układem krążenia i ośrodkowym układem nerwowym, utrata pamięci krótkotrwałej, niewydolność nerek i wątroby, wrzody, itp, 2007; Lawrence, 2011; Mueller i in., 2012; Zullino i Khazaal, 2005), a także w porównaniu do ciepła i zimna terapii mających skutki uboczne, jak zbyt dużo ciepła powodując oparzenia (Moritz i Henriques, 1947) i zbyt dużo zimna powodując uszkodzenia nerwów, śmierć tkanki, zespół bólowy

(Graham i in., 2000; MacAuley, 2001). Kolejną zaletą terapii MF może być szybkie i lepsze zastosowanie oraz wyniki leczenia infekcji bakteryjnych (Akan i in., 2010) w porównaniu z antybiotykami powodującymi opóźnienie między podaniem a wchłanianiem (Wenke i in., 2011), a także powodującymi wielolekową oporność (Freire-Moran i in., 2011).

I.4. Cel

Celem tych badań jest zobaczenie i zilustrowanie ogólnej sytuacji i poprawy każdej osoby w studium przypadku oraz wykazanie ich przyczyn, wyników i powiązań między nimi za pomocą pasywnej terapii biorezonansowej.

ROZDZIAŁ II

METODY

II.1. Grupy badawcze

W tym badaniu znajdują się grupy rodzin, które są krewnymi lub sąsiadami mieszkającymi w małym mieście w regionie Morza Egejskiego w Turcji (rys. 1). Dochody miasta pochodzą głównie z turystyki. Ludzie mieszkają głównie w 2 - 4 piętrowych domach z ogrodami. Warzywa są pozyskiwane z rolnictwa ekologicznego, a mięso pochodzi z reguły od owiec, kóz i/lub krów w małych wioskach wokół miasta. Ponieważ miasto położone jest nad morzem, zdobycie świeżych ryb jest łatwe, a hodowla pszczół jest w tym mieście znana. Poza tym, klimat jest słoneczny i ciepły śródziemnomorski. Dlatego też, flora i fauna jest bogata dla zdrowego życia w tym mieście. Co więcej, ludzie na ogół żyją zgodnie z turecką kulturą, zwłaszcza w której relatywność i sąsiedztwo są bardzo ważne dla życia społecznego. Chociaż niewielka liczba obcokrajowców, którzy są głównie chrześcijanami, również mieszka w tym mieście, głównie z powodu małżeństw tureckich mężczyzn, ludzie zazwyczaj starają się przestrzegać zasad muzułmańskich.

W tym studium przypadku jest łącznie 35 osób z 15 grupami rodzin w związkach pokrewieństwowych lub sąsiedzkich, a ich wiek waha się od 8 do 72 lat (rys. 1). Pierwsza grupa (I) tego badania składa się z matki i córki i zna inne grupy jako krewnych lub sąsiadów (rys. 1). Ta pierwsza grupa jest związana z trzema grupami rodzin jako sąsiadów i pięcioma grupami rodzin jako krewnych (rys. 1). Druga grupa (II) to rodzina dla brata "matki" w pierwszej grupie (I). Ta druga grupa (II) jest związana z sześcioma grupami rodzin jako sąsiadami (Rysunek 1).

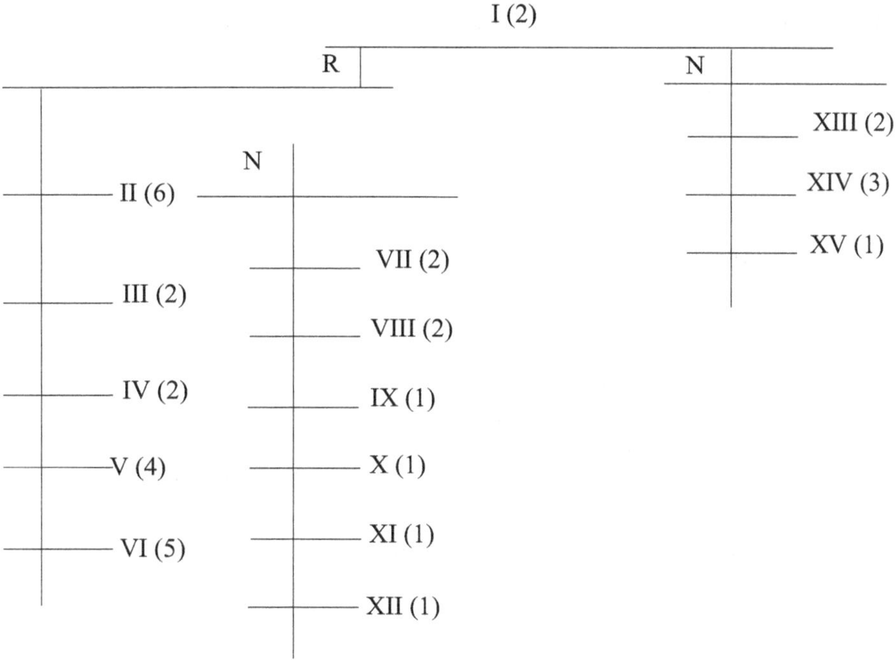

Rysunek 1. Grupa badana składa się z 35 osób, w tym 15 grup rodzinnych i liczby osób podanych w paransach. N: sąsiedzi, R: krewni.

W pierwszej grupie (I), "matka" ma 59 lat, a "córka" 37 lat. Druga grupa (II) liczy sześć osób jako żona brata "matki" w pierwszej grupie w wieku 37 lat, 8-letniej córki i 12-letniego syna, ciotki tej żony w wieku 49 lat, ojca tej żony w wieku 66 lat i babci tej żony w wieku 72 lat. Trzecia grupa (III) obejmuje córkę wuja "matki" w pierwszej grupie w wieku 51 lat i żonę tego wuja w wieku 71 lat. Czwarta grupa

(IV) obejmuje innego wuja, córkę "matki" w pierwszej grupie w wieku 42 lat i żonę brata tej córki w wieku 38 lat.

Piąta grupa (V) składa się z czterech osób jako wnuczka siostry babci "matki" w pierwszej grupie w wieku 49 lat, męża tej wnuczki w wieku 54 lat, córki brata tej wnuczki w wieku 23 lat, córki ciotki tej wnuczki w wieku 60 lat.

Szósta (VI) grupa składa się z pięciu osób jako syn brata dziadka "matki" w pierwszej grupie w wieku 45 lat, żony tego syna w wieku 39 lat, siostry żony tego syna w wieku 44 lat, siostry tego syna w wieku 42 lat, żony brata męża siostry tego syna w wieku 41 lat.

Istnieje sześć grup rodzin jako sąsiadów drugiej grupy (II). Siódma grupa i ósma (VII i VIII) składają się z dwóch matek i syna w wieku odpowiednio 41 i 14, 45 i 17 lat. Grupy IX - XII składają się z matek w wieku odpowiednio 46, 50, 39 i 43 lat.

Istnieją trzy grupy rodzin jako sąsiedzi pierwszej grupy (I). Do grupy trzynastej (XIII) należą mąż i żona w wieku odpowiednio 49 i 50 lat. Do czternastej grupy (XIV) należą matka, córka i teściowa tej córki w wieku odpowiednio 52, 30 i 54 lat. Do piętnastej grupy (XV) zalicza się 46-letnią matkę.

II.2. Analiza

Do analizy wykorzystano urządzenie terapeutyczne ATM Express - BRT zgodnie z instrukcją obsługi (Rysunek 2). W przeciwieństwie do aktywnego (egzogennego) BRT za pomocą sygnałów zewnętrznych, które rezonują z niektórych narządów i/lub układów, pasywny (endogenny) BRT koryguje funkcje organizmu przez wpływ wahań elektromagnetycznych, których źródłem jest sam pacjent, innymi słowy, jest to terapia z wykorzystaniem własnych oscylacji elektromagnetycznych ciała ludzkiego. W ten sposób można ukierunkować wpływ biorezonansowy zarówno na neutralizację patologii, jak i na odtworzenie przerwanych procesów fizjologicznych. Pasywny BRT może być stosowany w leczeniu szerokiego spektrum stanów patologicznych w stacjonarnych, takich jak: frustracja funkcjonalna różnych genez, choroby układu nerwowego i narządów zmysłów, zespoły bólowe różnych lokalizacji i genez, choroby układu krążenia, choroby narządów oddechowych, choroby przewodu pokarmowego, choroby skóry i podskórnej celulozy tłuszczowej, choroby układu kostnego i mięśniowego, choroby układu moczowego i narządów płciowych, źle gojące się rany i wrzody.

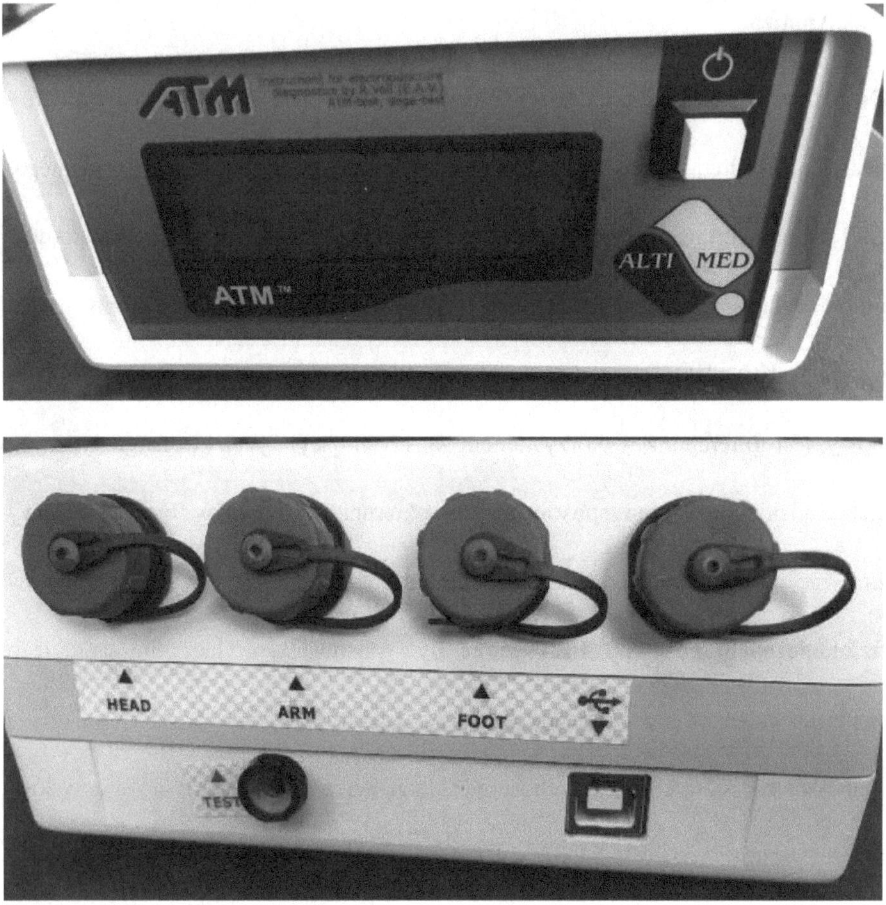

Rysunek 2. Zdjęcia z przodu i z tyłu ATM Expressu - odpowiednio urządzenia terapeutycznego BRT.

Bierny BRT jest przeprowadzany w 4 ogólnych trybach: poziomym, pionowym, przekątnym i kołowym oraz 20 selektywnych południków: limfatyczny, płucny, jelita grubego, zwyrodnienie nerwowe, naczyniowe, alergiczne, SPED, endokrynologiczne, sercowe, jelita cienkiego, trzustkowe i śledzionowe, wątrobowe, stawowe, żołądkowe, STD, skórne, tłuszczowe, nerkowe, pęcherzowe.

Zgodnie z wykresami wyników analizy otrzymanymi przez urządzenie terapeutyczne ATM Express - BRT, na wykresie znajduje się 30 kolumn, a każda z nich pasuje do kręgosłupa na rdzeniu kręgowym, jak pokazano na rysunku 3. Ponadto dwie pierwsze kolumny reprezentują lewą i prawą półkulę mózgu - układ krążenia krwi, a 50 - 65% dla nich daje normotonię (rys. 3). Poniżej tego poziomu znajduje się hipotonia, a powyżej hipertonia, oprócz normotonii na poziomie 80-85 % dla pozostałych kolumn na wykresie (rysunek 3). Pozostałe kolumny przedstawiają lewą i prawą zatokę, migdałki, tarczycę, uszy - zęby, serce, płuca, (kolumny 3 - 14, odpowiednio), wątrobę, pęcherz żółciowy, trzustkę - śledzionę, żołądek, jelito cienkie, dwunastnicę, górną część jelita grubego, dolną część jelita grubego (kolumny 15 - 22, odpowiednio), lewą i prawą nerkę, macicę, pęcherz/jelito cienkie, układ odpornościowy/ gruczoły mleczne (kolumny 23 - 30, odpowiednio). Kiedy wszystkie te 30 kolumn jest w przybliżeniu w normotonii, aura jest w przybliżeniu całkowicie wypełniona i wszystkie 7 czakr od dołu do góry, jako korzeń, splot krzyżowy, splot słoneczny, serce, gardło, trzecie oko i korona, są otwarte, jak pokazano na rysunku 3.

Na wykresie kolumnowym poziom wykresów i oznaczenia kolorystyczne są ważne dla oceny (rysunek 3). Jeśli na kolumnie znajduje się "biały kapelusz", oznacza to zator w tkaninach spowodowany wolnymi rodnikami powstającymi przy przewlekłych procesach, lokalnych naruszeniach metabolizmu. Ciemnoniebieski kolor, najniższy poziom kolumny, wskazuje na istnienie zatrucia, spowalniającego procesy regeneracyjne, a tym samym ciało i/lub system stają się niewypłacalne funkcjonalnie. Kolor niebieski, niższy poziom kolumny, występuje w obecności zatrucia wirusowego, obciążającego odontogenicznie. Kolor czerwony, najwyższy poziom kolumny, jest oznaką podwyższonego tonu współczulnego układu wegetatywnego wywołanego przez reakcje zapalne, natychmiastowe reakcje alergiczne, pobudzenie ośrodkowego układu nerwowego itp. Kolor pomarańczowy, wyższy poziom kolumny, pokazuje funkcjonalne napięcie i podatność, procesy zapalne. Kolor zielony, optymalny poziom kolumny, wskazuje na normalny stan funkcjonalny, brak lability.

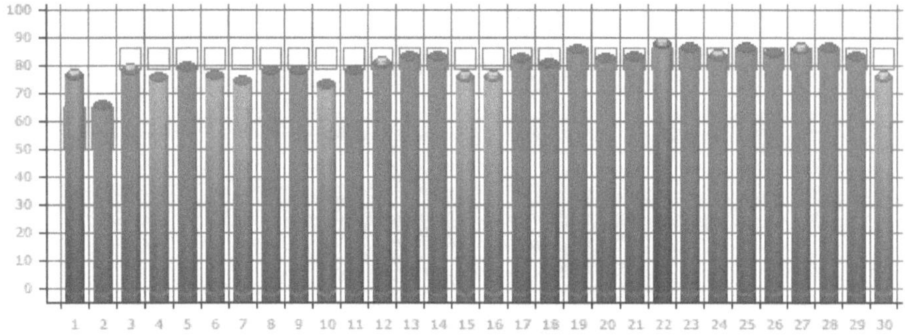
100
90
80
70
60
50
40
30
20
10
0
1 2 3 4 5 6 7 8 9 10 11 12 13 14 15 16 17 18 19 20 21 22 23 24 25 26 27 28 29 30

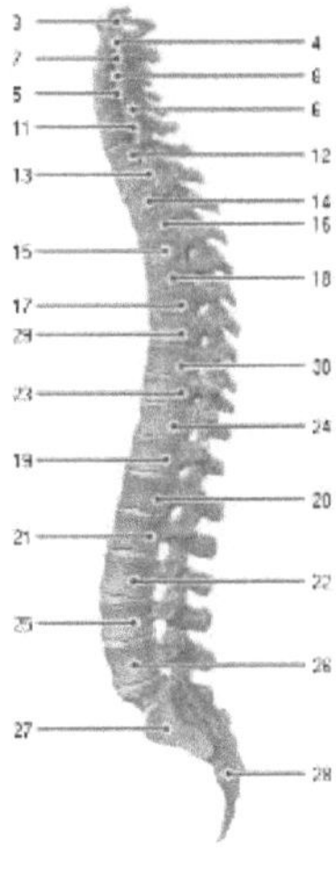
3
4
7
8
5
6
11
12
13
14
16
15
18
17
29
30
23
24
19
20
21
22
25
26
27
28

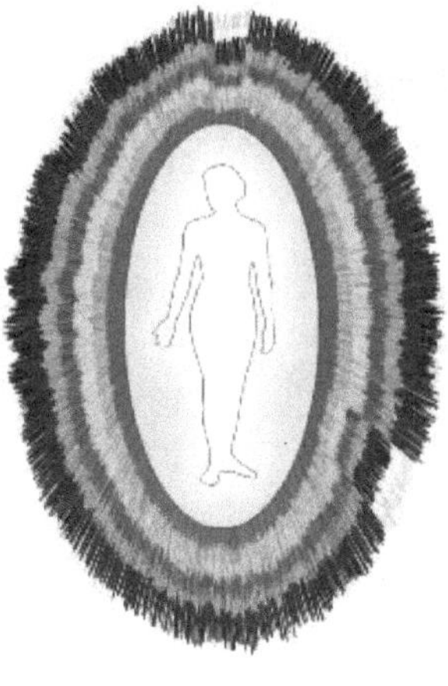

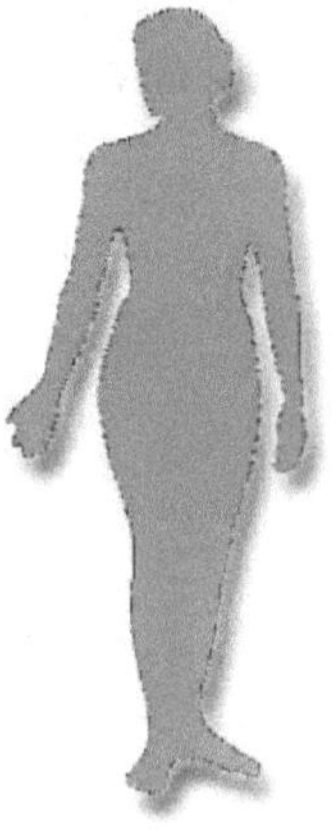

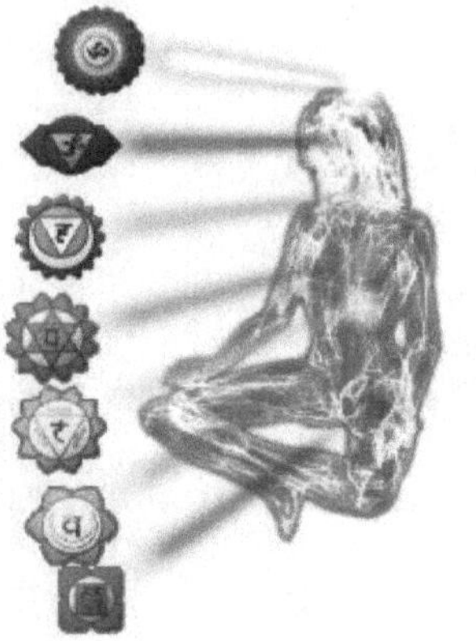

Rysunek 3. Przykładowy wynik analizy uzyskany przez urządzenie terapeutyczne ATM Express - BRT.

ROZDZIAŁ TRZY

WYNIKI

III.1. Wyniki analizy pierwszej grupy

W tym przypadku pierwsza grupa analizowana była przez około 3 miesiące, co w rzeczywistości było ważnym okresem dla regeneracji szkieletu i narządów, z wyjątkiem mózgu i całego ciała, wymagającym około 1 roku. Okres analizy rozpoczął się tuż przed miesiącem radżabskim i zakończył się w miesiącu szawwalskim, czyli świętych trzech miesięcy (odpowiednio radżab, szaban i ramadan), a następnie pierwszej części miesiąca szawwalskiego dla muzułmanów. Rutynowo, córka wykonywała salaat 5 razy dziennie. W analizowanym okresie zarówno matka jak i córka pościły przez pierwsze części (pierwsze 10 dni każdego miesiąca) za miesiące Radżab i Szaban, wszystkie dni za miesiąc Ramadan, a następnie 6 dni za miesiąc Szawwal. Oboje wykonywali tarawę w miesiącu ramadańskich nocy w meczecie. Z reguły córka nie robiła salatki i nie pościła podczas menstruacji. Ponadto, córka przeczytała cały Koran, świętą księgę dla muzułmanów, w pierwszej połowie miesiąca Ramadan, a matka i córka dały zakat i fitrah ubogim w trzeciej (ostatniej) części miesiąca Ramadan.

Pierwsza analiza została wykonana dla matki, kiedy pościła w ciągu dnia (tydzień przed miesiącem Rajab) i wykazała, że cały organizm był hipoenergetyczny, jak widać w pierwszej części rys. 4. Ponadto stopień zatrucia endogennego i egzogennego, obciążenia radiacyjnego, zużycia układu nerwowego i odpornościowego był średni, natomiast stopień zużycia układu limfatycznego i hormonalnego niski. Były też uszkodzenia jelita, krwi i limfy.

Kiedy każda kolumna na wykresie została szczegółowo przeanalizowana przy pomocy urządzenia terapeutycznego ATM Express - BRT, stwierdzono, że w lewej półkuli mózgu - układzie krwionośnym, a w prawej - układzie krwionośnym - bakterie, wirusy i grzyby, szczególnie *Aspergillus niger, Kingella* i *Streptococci. W* lewej zatoce płucnej występowały bakterie i wirusowe DNA, zwłaszcza *Candida albicans, Chlamydia, Staphylococcus aureus,* Adenovirus i polipy, sinusitis maxillaries. W prawej zatoce płucnej występowały bakterie i wirusy, zwłaszcza *paciorkowce*, a także procesy alergiczne. Bakterie i grzyby takie jak *Candida albicans, Streptococci* i Adenovirus zostały pozyskane w migdałkach lewych oprócz bakterii i DNA wirusów, szczególnie *Candida glabrata, Chlamydia* w migdałkach prawych. Dla tarczycy znaleziono wirusy i rozedmę-cyste w prawym gruczole. W uszach i zębach, oprócz grzybów, takich jak *paciorkowce* w prawym uchu - zębach, występowały bakterie, zwłaszcza tęczówka *grzybiasta*. W sercu oprócz bakterii wystąpiły komplikacje związane z Nigerasonem. W lewym płucu występowały bakterie takie jak *Candida albicans, Cryptococcus neoformas, Mycoplasma pneumoniae*, Adenovirus, a w prawym płucu bakterie, zwłaszcza *paciorkowce,* Adenovirus oraz choroby zakaźne spowodowane chorobami jelit i robaki w jelicie. Poza bakteriami, wirusem RNA i alergią pokarmową występującymi w trzustce - śledzionie, w pęcherzu żółciowym występowały bakterie i grzyby, zwłaszcza *Giardia lamblia, Candida glabrate, Campylobacter coli w* żołądku i *Campylobacter jejunum w* jelicie cienkim. W przypadku dwunastnicy występowały bakterie, pierwotniaki i tęgoryjce, zwłaszcza *Candida albicans, Gelicobacteri pylori* i *Staphylococcus aureus*. W jelicie grubym w części górnej znajdowały się *Candida albicans, Campylobacter coli, Enterococci* i *Trichuris trichina, a w części* dolnej *Candida glabrata, Campylobacter coli, Escherichia coli, Staphylococcus aureus* i *Enterobius verm.* W nerkach występowały bakterie takie jak *Escherichia coli, paciorkowce* i choroby zakaźne, zapalenie nerek. W przypadku macicy lewej, oprócz *Chlamydii, Peptokoków i pęcherzyków* jajnikowych, w macicy prawej występowały również bakterie takie jak: Chlamydia, *Peptokoki* i *Staphylococcus aureus*. W przypadku pęcherza moczowego/jelita cienkiego występowały bakterie i choroby ginekologiczne. Dla układu odpornościowego / gruczołów piersiowych, były niedobory hormonów, jak Molibdenu spełnione. D200, niedobór fermentu jak cynk. D200, niedobór mikroelementów jak kobalt spełniony. D200, alergia pokarmowa jako Acidum formicicum D6 i procesy psychosomatyczne związane z podwzgórzem D800.

Po 7-minutowej pionowej i 7-minutowej poziomej terapii pasywnym biorezonansem energia wzrosła dzięki usunięciu blokad i w ten sposób aura została wypełniona, a dwie kolejne czakry (splot słoneczny i korona oprócz czakry krzyżowej) otworzyły się, jak widać w drugiej części rys. 4.

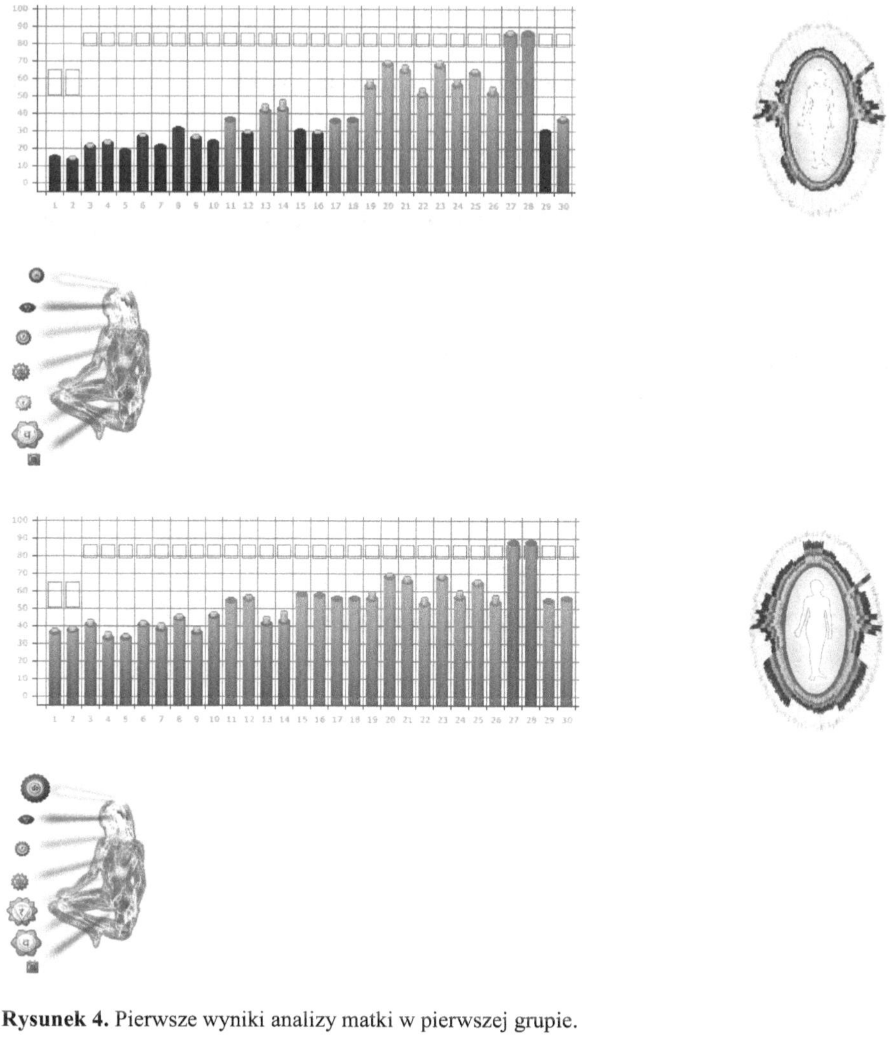

Rysunek 4. Pierwsze wyniki analizy matki w pierwszej grupie.

Tydzień później, tuż przed pierwszym dniem miesiąca radżabskiego, matka pościła podczas drugiej analizy. Organizm był nadal hipoenergetyczny, jak widać w pierwszej części rysunku 5, ale nie było zatrucia egzogennego i niskiego zatrucia endogennego, ładunku promieniowania i zużycia układu odpornościowego, limfatycznego i hormonalnego. Były jeszcze uszkodzenia jelita, krwi i limfy. Po zaledwie 2 minutach pionowej terapii pasywnym biorezonansem, energia wzrosła, a czakramy splotu słonecznego otworzyły się oprócz czakr korzeniowych i krzyżowych, jak pokazano w drugiej części rysunku 5.

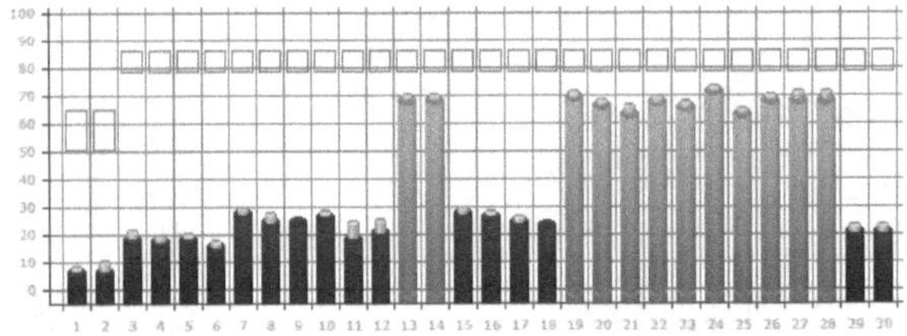

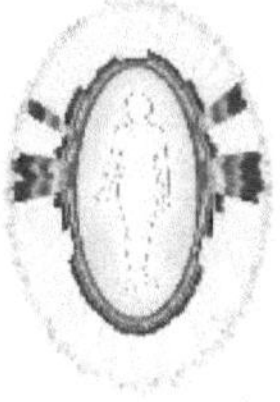

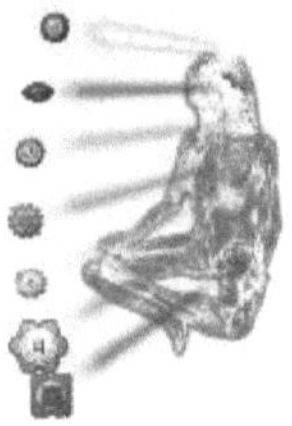

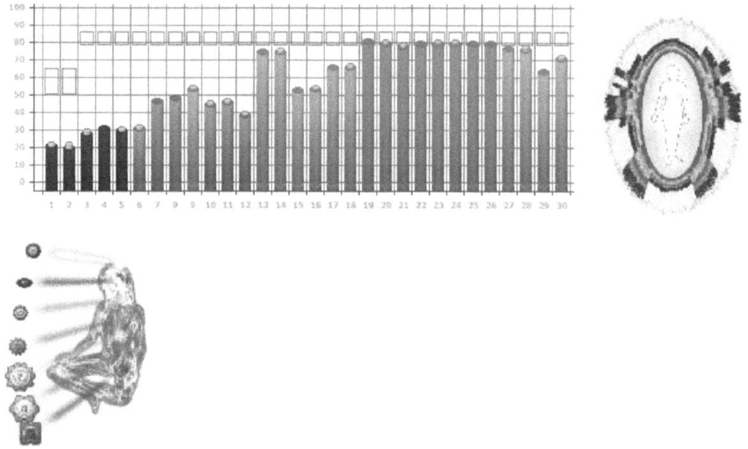

Rysunek 5. Drugi wynik analizy matki w pierwszej grupie.

Po tym, jak matka pościła w pierwszej jednej trzeciej miesiąca radżabskiego, wykonano trzecią analizę. Oprócz organizmu hipoenergetycznego w ogóle, jak widać w pierwszej części rysunku 6, wystąpił niższy poziom zatrucia egzogennego i endogennego, obciążenia promieniowaniem i zużycia układu nerwowego, odpornościowego, limfatycznego i hormonalnego z uszkodzeniem jelit, krwi i limfy. Po 5 minutach poziomej biernej biorezonansu energia wzrosła, a czakramy splotu słonecznego otworzyły się oprócz czakr korzeniowych i krzyżowych, jak widać w drugiej części rysunku 6.

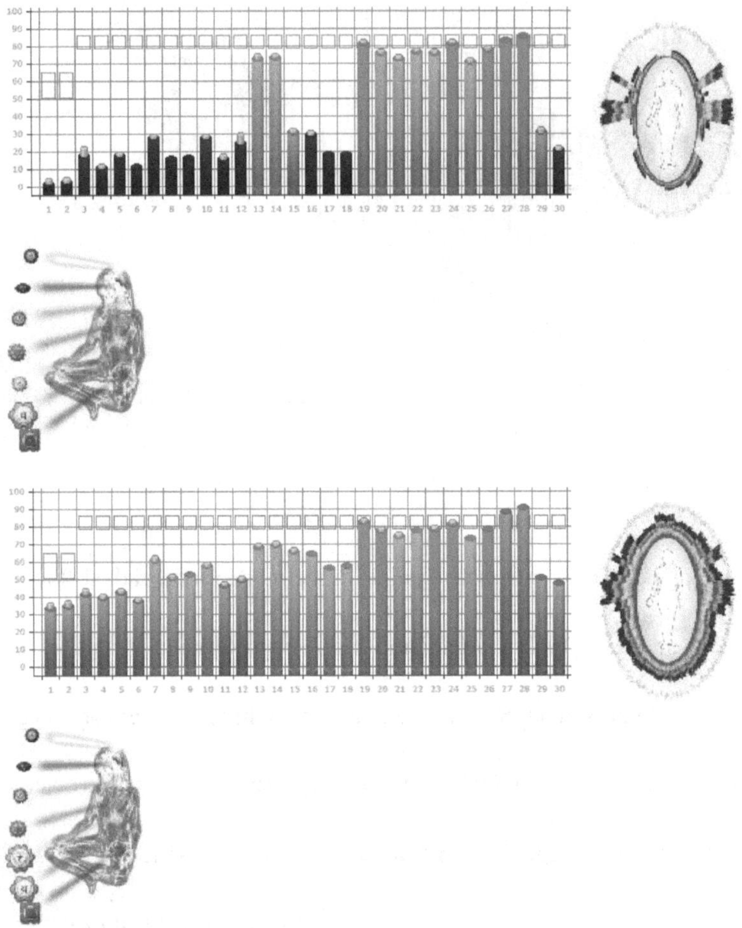

Rysunek 6. Trzecia analiza wyników matki w pierwszej grupie.

Po tym, jak matka ponownie pościła w pierwszej jednej trzeciej miesiąca szabańskiego, oprócz pierwszej jednej trzeciej miesiąca radżabskiego, czwarta analiza została przeprowadzona tuż przed ostatnią trzecią częścią miesiąca szabańskiego. W rzeczywistości między pierwszą a czwartą analizą były dwa miesiące. Na szczęście organizm w całości znajdował się na poziomie normoenergetycznym, jak widać na rysunku 7. Nie stwierdzono zatrucia egzogennego i niskiego poziomu zatrucia endogennego, obciążenia promieniowaniem i zużycia układu odpornościowego z jelitem oraz uszkodzenia krwi. Nie stwierdzono uszkodzeń limfy, a układ nerwowy, limfatyczny i hormonalny były w normie. Chociaż niektóre bakterie, zwłaszcza *Staphylococcus aureus* i *Streptocococci,* zostały uzyskane w prawym uchu - zębach, pęcherzu żółciowym, trzustce - śledzionie, dolnej części jelita grubego, nerkach i macicy z torbielem jajnika w lewej macicy, ogólna energia była prawie w optymalnym stanie z prawie pełną aurą i otwartymi czakrami, z wyjątkiem czakry koronowej, jak widać na rysunku 7.

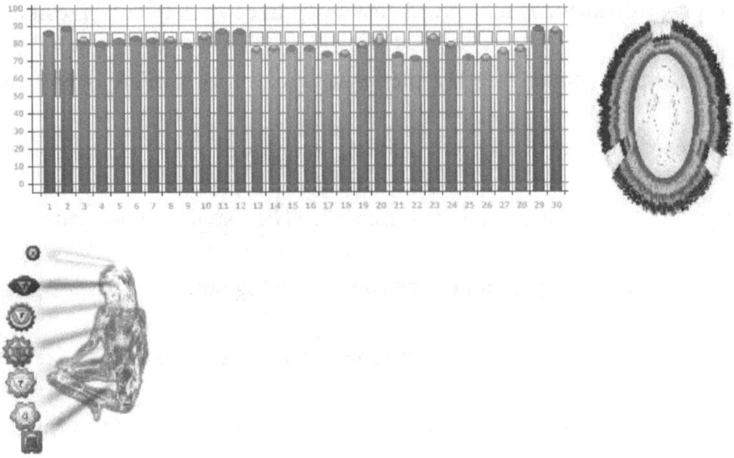

Rysunek 7. Czwarte wyniki analizy matki w pierwszej grupie.

Po miesiącu Ramadan, był 3 dniowy Bayram (święto święta) dla muzułmanów bez postu i tarawih. I zgodnie z muzułmańską zasadą, post 6 dni w miesiącu Szawwal (następny miesiąc po miesiącu Ramadan) oprócz postu 30 dni w miesiącu Ramadan oznaczał jakby cały rok postu. Tak więc, pościła jeszcze 6 dni zaraz po Ramadanie Bayramie, a potem została poddana ostatniej analizie. Stwierdzono, że organizm był normoenergetyczny z prawie pełną aurą i wszystkimi czakrami z wyjątkiem czakry sakralnej otwartej, jak widać na rysunku 8. Chociaż występował wysoki poziom zatrucia egzogennego i endogennego oraz ładunku promieniowania z uszkodzeniem jelita i krwi, nie stwierdzono uszkodzeń limfy, a układ nerwowy, limfatyczny, immunologiczny i hormonalny były w normotonii. Były to: Tonsilla pharingea w migdałku prawym, *Mycosis oris, Chlamydia* w uchu lewym - zęby, grzyby i *Enterobius verm* w górnej części jelita grubego, bakterie i choroby zakaźne w nerce lewej, *Streptococcus piogen* w macicy prawej.

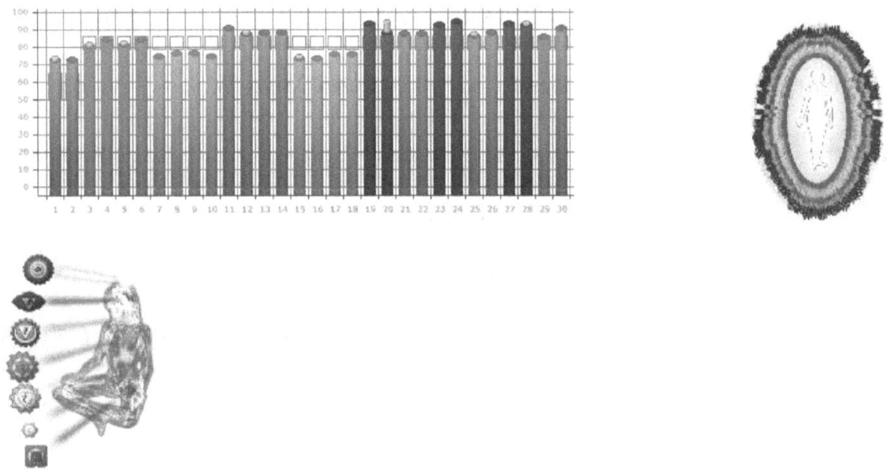

Rysunek 8. Piąte wyniki analizy matki w pierwszej grupie studiów przypadków.

W tych samych dniach na pierwszej analizie matki, jej córka była najpierw analizowana po ablucji. Organizm w całości znajdował się na poziomie hipoenergetycznym i tylko czakram korzeniowy był otwarty, jak widać w pierwszej części rys. 9. Stwierdzono średni poziom zatrucia egzogennego i endogennego, obciążenie radiacyjne oraz średni - wysoki poziom zużycia układu odpornościowego, nerwowego, limfatycznego i hormonalnego z uszkodzeniami limfy, jelita i krwi.

W lewej półkuli mózgu występowały bakterie i wirusy takie jak *Aspergillus niger, Kingella* i *Enterovirus coxsackie,* procesy psychosomatyczne w lewej półkuli mózgu - układ krążenia krwi oraz bakterie, wirusy, grzyby takie jak *Streptococci* i *Kingella* w prawej półkuli mózgu - układ krążenia krwi. W lewej zatoce były bakterie i wirusy jak *Chlamydia,* Adenowirus. W prawej zatoce znajdowały się bakterie takie jak *Candida albicans*, *Actinomyces israelii, Chlamydia* i Adenovirus. Bakterie, wirusowe DNA jak *Candida albicans, paciorkowce* uzyskano w migdałku lewym oprócz bakterii i wirusów jak *Candida albicans, Candida glabrata, paciorkowce* w migdałku prawym. Dla tarczycy znaleziono wirusy i procesy psychosomatyczne. W przypadku uszu i zębów, w lewej części występowały bakterie takie jak *Mycosis oris*, a w prawej części bakterie, DNA wirusa takie jak *Chlamydia, Streptococci,* Adenovirus. W sercu występowały powikłania typu albicans i nigerason, *paciorkowce, Enterovirus coxsackie* oraz procesy psychosomatyczne. W lewym płucu występowały wirusy bakteryjne, grzyby takie jak *Aspergillus fumigatus, Cryptococcus neoformans, Mycoplasma pneumonia* i choroby zakaźne spowodowane chorobami jelit i robakami w jelicie, a w prawym płucu bakterie, wirusy, grzyby takie jak *Streptococci, Histoplasma,* Adenovirus i choroby spowodowane chorobami jelit i robakami w jelicie. Oprócz bakterii, wirusów takich jak *Escherichia, Enterovirus coxsackie* w trzustce - śledzionie, występowały bakterie, trematody takie jak *Streptococci, Lamblia intestinal* w pęcherzu żółciowym, *Candida glabrate, Helicobacter, Ancylostoma duodenale,* procesy psychosomatyczne w żołądku i bakterie, okrągłe i płaskie robaki takie jak *Candida glabrata, Escherchia, Campylobacter jejunum* w jelicie cienkim. W przypadku dwunastnicy występowały bakterie, okrągłe i płaskie robaki, zwłaszcza *Gelicobacteri pylori.* W jelicie grubym znajdowały się bakterie, pierwotniaki jak *Campylobacter coli, Trichuris trichiura w górnej części* i *Campylobacter coli, Trichuris trichiura, Proteus, Streptococci* i *Entamoeba coli w* dolnej części. W nerkach występowały takie bakterie jak *Escherichia, Streptococcus fecal, Streptococcus hemolyt, Streptococcus piogen,* choroby zakaźne. W lewej macicy oprócz Chlamydia *trach* i torbiela jajnika występowały również bakterie takie jak: Chlamydia *trach* i cystoma jajnikowa, *Streptococcus fecal* i *Staphylococcus aureus* w macicy prawej. W pęcherzu/jelicie cienkim występowały bakterie, grzyby takie jak *Candida albicans* i hamorhoiden w części lewej oraz *Mycot. fluor, Escherichia, Peptococci, Streptococci* i hamorhoiden w części prawej. Dla układu odpornościowego / gruczołów piersiowych, były choroby ginekologiczne, niedobór hormonów, jak Molibdenu spełnione. D200, niedobór fermentu jak cynk. D200 w lewej części i niedobór hormonów jak Molibdenu spełnione. D200, niedobór mikroelementów jak kobalt spełniony. D200 w prawej części.

Po 5 minutach pionowej i 5 minutach poziomej biernej biorezonansu energia i aura zwiększyły się, a korzeń, część krzyżowa, gardło i czakry koronowe otworzyły się, jak widać w drugiej części rys. 9.

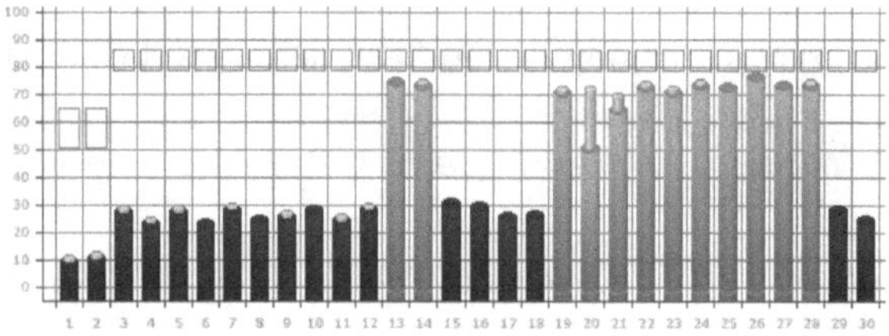

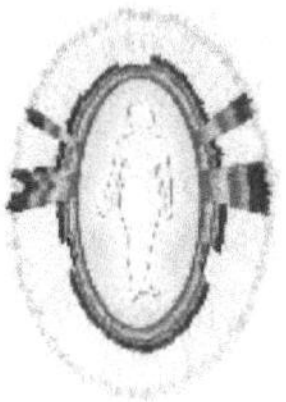

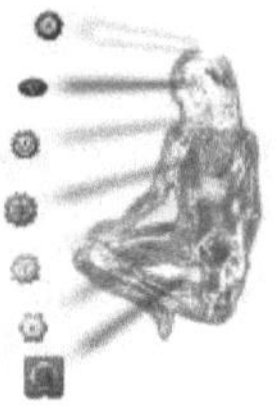

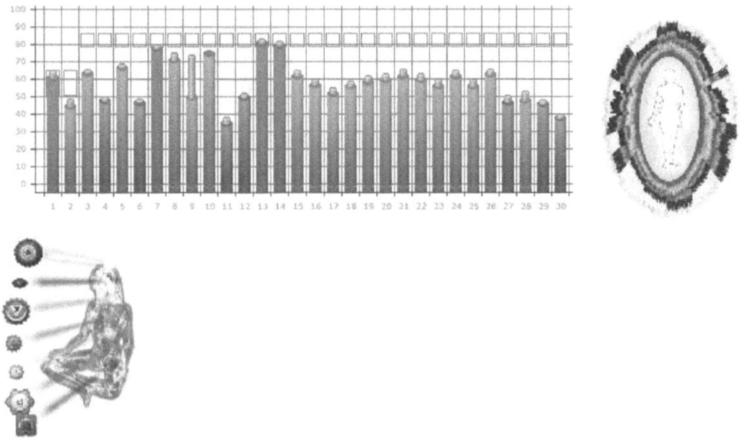

Rysunek 9. Pierwsze wyniki analizy córki w pierwszej grupie.

Tydzień później, tuż przed pierwszym dniem miesiąca radżabskiego, córka pościła podczas drugiej analizy. Organizm był nadal hipoenergetyczny i tylko czakry korzeniowe i krzyżowe były otwarte, jak widać na rycinie 10, był wysoki poziom zatrucia egzogennego i endogennego, średni poziom obciążenia promieniowaniem i średni - wysoki poziom zużycia układu odpornościowego, limfatycznego, nerwowego i hormonalnego z uszkodzeniem jelit, krwi i limfy.

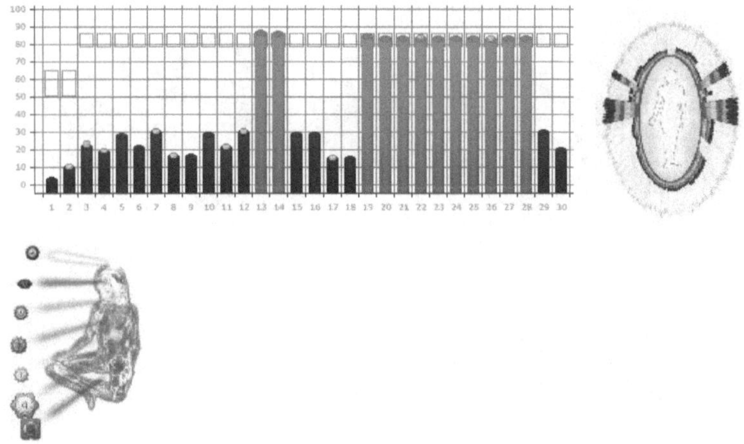

Rysunek 10. Drugie wyniki analizy córki w pierwszej grupie.

Po tym jak córka pościła w pierwszej jednej trzeciej miesiąca radżabskiego, dokonano trzeciej analizy. Podczas analizy była w pierwszym dniu menstruacji. Organizm był hipoenergetyczny i tylko czakry korzeniowe i krzyżowe były otwarte, jak widać w pierwszej części rysunku 11. Stwierdzono niski poziom zatrucia egzogennego i endogennego, obciążenie promieniowaniem, ale średni - wysoki poziom zużycia układu nerwowego, odpornościowego, limfatycznego i hormonalnego z uszkodzeniem jelit, krwi i limfy. Po 5 minutach poziomej biernej terapii biorezonansowej energia wzrosła, ale nadal otwarte są tylko czakry korzeniowe i krzyżowe, jak widać w drugiej części rysunku 11.

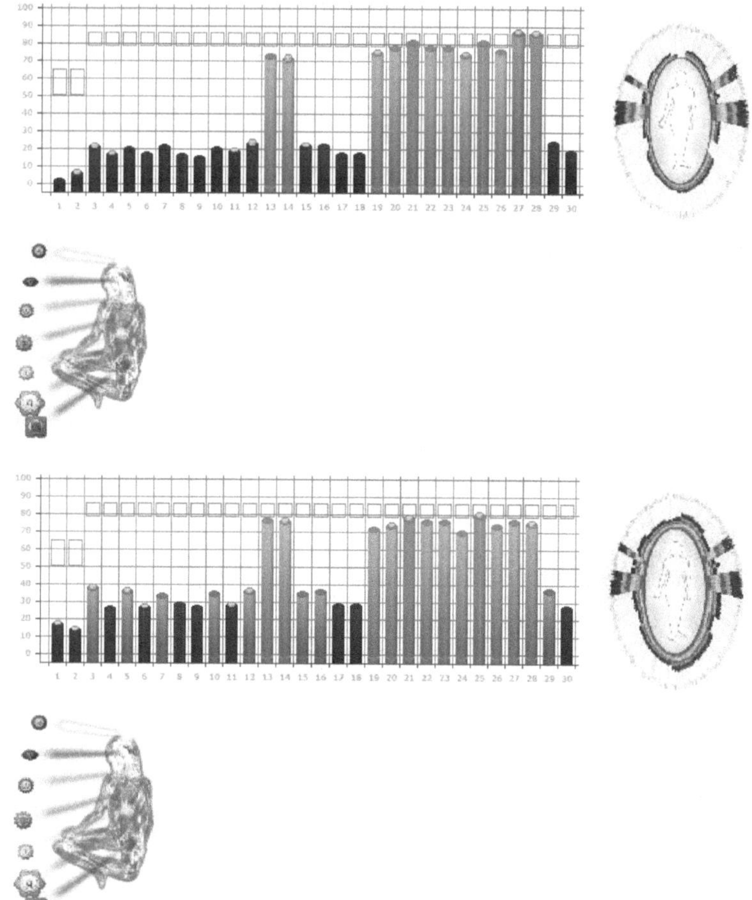

Rysunek 11. Wyniki trzeciej analizy córki w pierwszej grupie.

W ciągu pięciu dni, podczas czwartej analizy, była w ostatnim dniu menstruacji. Organizm był hipoenergetyczny z otwartymi tylko czakrami korzeniowymi i krzyżowymi, jak widać w pierwszej części rysunku 12. Nie stwierdzono jednak zatrucia egzogennego i endogennego, uszkodzenia jelita i niskiego poziomu obciążenia radiacyjnego, zużycia układu nerwowego, odpornościowego, limfatycznego i hormonalnego z uszkodzeniem krwi i limfy. Po 5 minutach poziomej biernej terapii biorezonansowej energia wzrosła, a aura została znacznie wypełniona, ale nadal otwarte są tylko czakry korzeniowe i krzyżowe, jak widać w drugiej części rysunku 12.

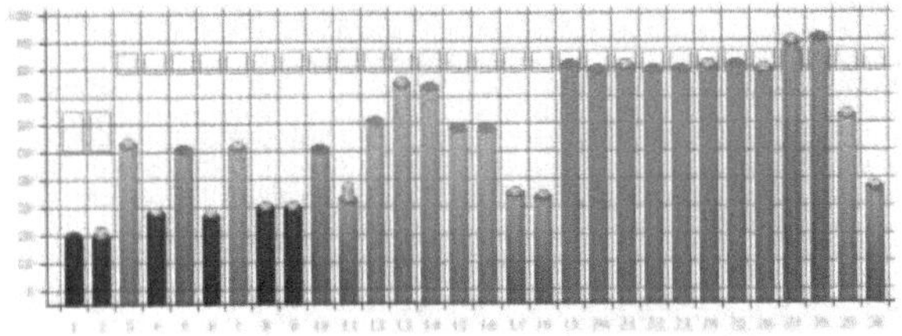

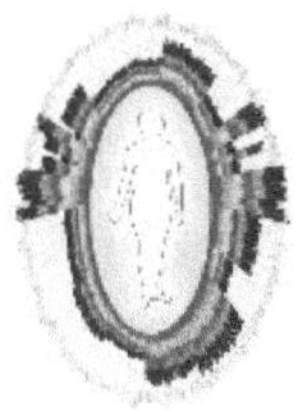

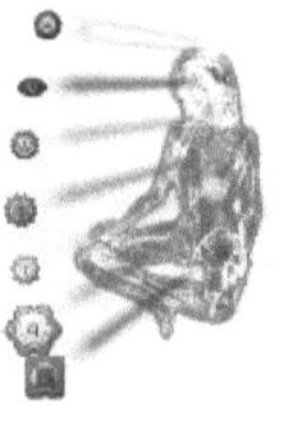

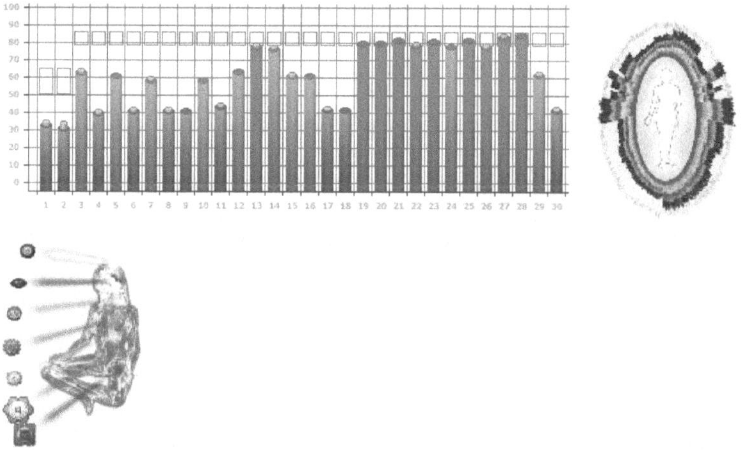

Rysunek 12. Czwarte wyniki analizy córki w pierwszej grupie.

Po tym jak córka pościła w pierwszej jednej trzeciej miesiąca Szaban, dokonano piątej analizy. Organizm był hipoenergetyczny z otwartymi tylko czakrami korzeniowymi i krzyżowymi, jak widać w pierwszej części rysunku 13. Stwierdzono niski poziom zatrucia egzogennego i endogennego, obciążenie promieniowaniem, zużycie układu nerwowego, odpornościowego, limfatycznego i hormonalnego z uszkodzeniem jelit, krwi i limfy.

Były to bakterie takie jak *Aspergillus fumigatus, Nocardia asteroides, Kingella* i *Streptococci,* procesy psychosomatyczne w lewej półkuli mózgu - układzie krwionośnym, a oprócz nich w prawej półkuli mózgu - układzie krwionośnym istniał również *Enterovirus coxsackie. W* lewej zatoce były bakterie, grzyby i wirusowe DNA jak *Candida albicans, Actinomyces israelii, Chlamydia,* Sinusitis frontalis. W prawej zatoce były bakterie takie jak *Candida albicans*, *Actinomyces israelii, Streptococci,* Adenovirus, Sinusitis frontalis. Bakterie takie jak *Chlamydia*, Adenowirus, Tonsilla pharingea zostały pozyskane w lewym migdałku oprócz bakterii, grzybów, wirusów zwłaszcza *Chlamydia* w prawym migdałku. Dla prawej tarczycy znaleziono wirusy takie jak Adenowirus, Struma-cyste. Dla uszu i zębów były bakterie, wirusowe DNA jak *Chlamydia*, *Streptococci*. W lewym sercu wystąpiły powikłania i procesy psychosomatyczne u Albicanów i Nigerasona. W lewym płucu występowały wirusy bakteryjne jak *Candida albicans, Cryptococcus neoformans, Histoplasma,* Adenovirus oraz choroby zakaźne spowodowane chorobami jelit i robakami jelitowymi, a w prawym płucu bakterie, wirusy jak *Aspergillus fumigatus, Mycoplasma pneumoniae, Streptococci* oraz choroby zakaźne spowodowane chorobami jelit i robakami jelitowymi. Występowały procesy psychosomatyczne w wątrobie, bakterie, wirusy jak *Escherichia, Enterovirus coxsackie* w trzustce - śledzionie, bakterie jak *Campylobacter coli,* w żołądku i bakterie, okrągłe i płaskie robaki jak *Candida albicans, Escherchia, Campylobacter jejunum,* tęgoryjce w jelicie cienkim. W przypadku dwunastnicy występowały bakterie, okrągłe i płaskie robaki jak *Candida glabrata, Gelicobacteri pylori, Giardia lamblia trop.* W jelicie grubym występowały bakterie, grzyby takie jak *Campylobacter coli, Enterobacter, Proteus, Oxyuren, Entamoeba coli,* procesy psychosomatyczne w górnej części i bakterie, okrągłe i płaskie robaki takie jak *Campylobacter coli, Trichuris trichiura, Enterobacter* i *Entamoeba coli* w dolnej części. W nerkach występowały takie bakterie jak: pałeczki *Escherichia, paciorkowce, zapalenie nerek.* W macicy lewej oprócz *Chlamydia trach, Streptococci, Peptococci, Peptostreotocci* w macicy prawej występowały bakterie takie jak: *Echerichia* i choroby ginekologiczne, cystoma macicy jajnikowej. W pęcherzu/jelicie cienkim występowały bakterie, grzyby takie jak *Candida albicans, Peptococci* i choroby ginekologiczne w części lewej oraz bakterie, choroby jelit i robaki, hamorhoiden w części prawej. Dla układu odpornościowego / gruczołów piersiowych, były choroby ginekologiczne, niedobór hormonów, jak Molibdenu spełnione. D200, niedobór witamin jak Manganum spotkał. D200 , niedobór psychosomatyczny w lewej części i niedobór hormonów jak Molibdenu spełnione. D200, niedobór fermentu jak cynk. D200 w prawej części.

Po 10 minutach poziomej biernej biorezonansu energia wzrosła, a czakram splotu słonecznego dodatkowo się otworzył, jak widać w drugiej części rysunku 13.

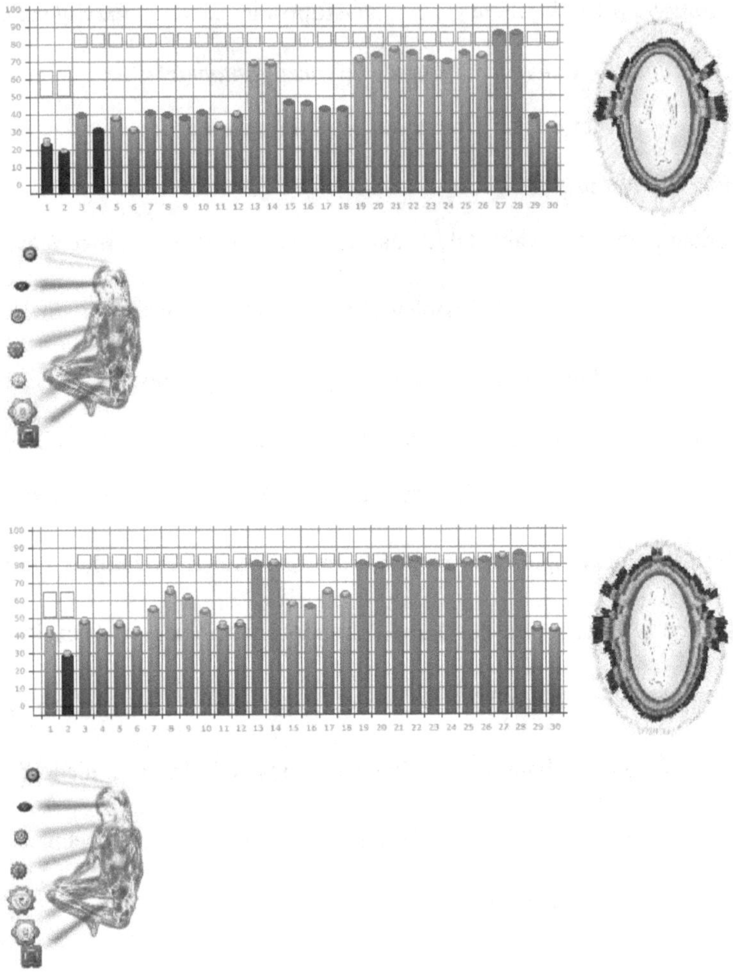

Rysunek 13. Piąte wyniki analizy córki w pierwszej grupie.

Dwa tygodnie później, tuż przed pierwszym dniem ostatniej trzeciej części miesiąca Szaban, przeprowadzono szóstą analizę, kiedy była w okresie menstruacji. Organizm był hipoenergetyczny z otwartymi tylko czakrami korzeniowymi i krzyżowymi, jak widać w pierwszej części rysunku 14. Stwierdzono średni poziom zatrucia egzogennego i endogennego, obciążenie promieniowaniem, zużycie układu nerwowego, immunologicznego, limfatycznego i hormonalnego z uszkodzeniem jelit, krwi i limfy. Po 10 minutach poziomej terapii pasywnym biorezonansem energia wzrosła, a aura wypełniła się i wszystkie czakry z wyjątkiem splotu korzeniowego i słonecznego otworzyły się, jak widać w drugiej części rysunku 14.

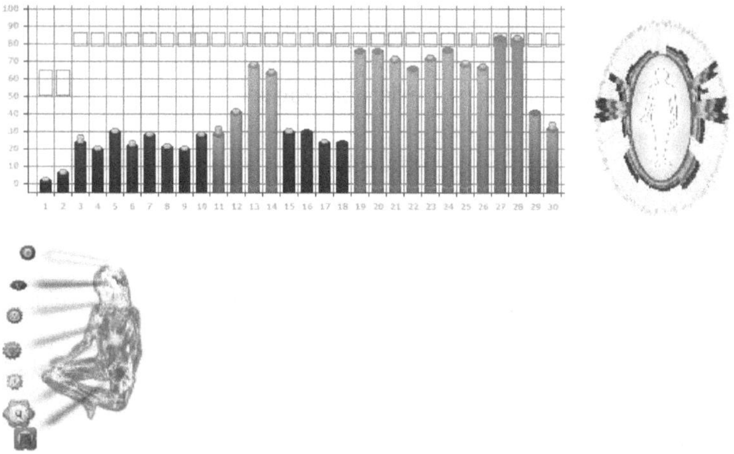

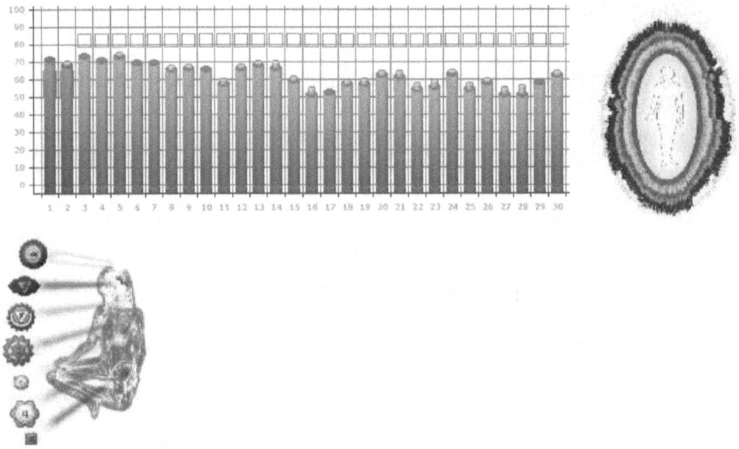

Rysunek 14. Szóste wyniki analizy córki w pierwszej grupie.

Po dwóch tygodniach postu, przeczytaniu całego Koranu i wykonaniu tarawiu w miesiącu Ramadan, miała menstruację i była analizowana podczas menstruacji. Zgodnie z siódmą analizą, organizm był normoenergetyczny z prawie pełną aurą i wszystkimi czakrami poza splotem słonecznym otwartym, jak widać na rysunku 15. Nie stwierdzono zatrucia egzogennego i endogennego, normotonii układu nerwowego, odpornościowego, limfatycznego i hormonalnego, ale średni poziom obciążenia promieniowaniem z uszkodzeniem jelit, krwi i limfy.

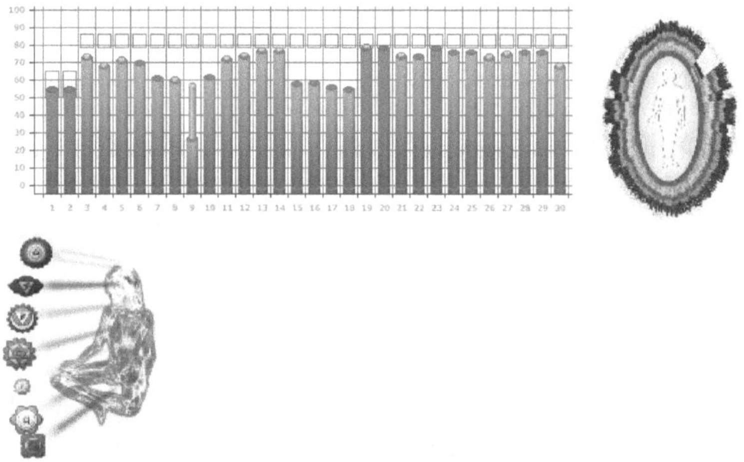

Rysunek 15. Siódme wyniki analizy córki w pierwszej grupie.

Pościła i wykonywała tarawę od końca menstruacji do końca miesiąca Ramadanu. Po miesiącu Ramadan, był 3 dniowy Bayram (święto święta) dla muzułmanów bez postu i tarawih. I zgodnie z muzułmańską zasadą, post 6 dni w miesiącu Szawwal (następny miesiąc po Ramadanie) oprócz postu 30 dni w miesiącu Ramadan oznaczał jakby cały rok postu. Tak więc, pościła jeszcze 6 dni zaraz po Ramadanie Bayramie i podczas ostatniego postu została poddana analizie. Zgodnie z tą ósmą i ostatnią analizą, organizm był normoenergetyczny z prawie pełną aurą i wszystkimi czakramami otwartymi, jak widać na rysunku 16. Stwierdzono najniższy poziom zatrucia egzogennego i endogennego, normotonii układu nerwowego, odpornościowego, limfatycznego i hormonalnego, ale z uszkodzeniem jelit, krwi i limfy. Były wirusy i DNA wirusa w lewej tarczycy, *Escherichia* i *Trichuris trichiura* w dolnej części jelita grubego, bakterie jak *Streptococcus hemolyt* w prawej macicy, niedobór hormonu jak Molibden spełnione. D200 w układzie odpornościowym / gruczołach sutkowych z procesami psychosomatycznymi w lewej części.

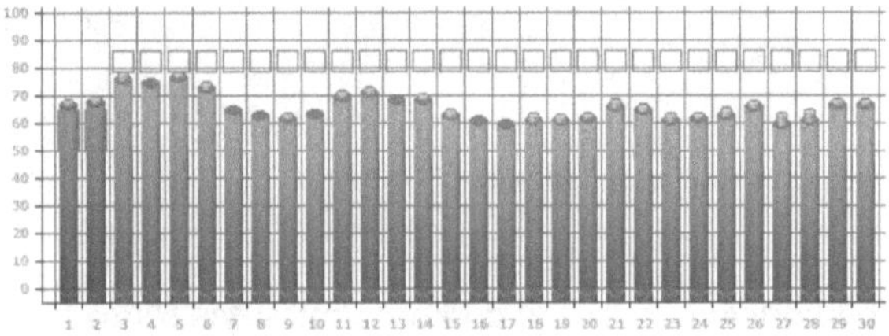

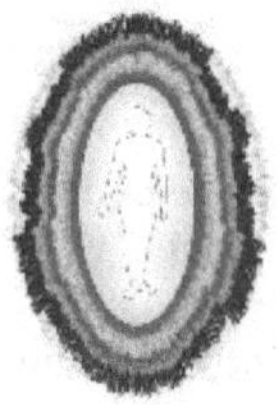

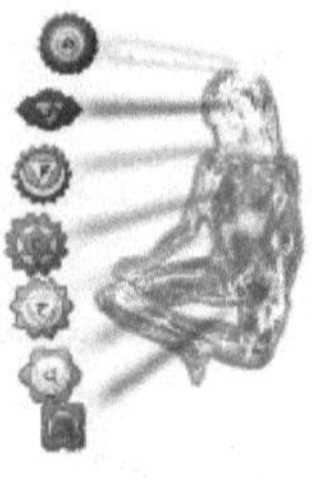

Rysunek 16. Wyniki ósmej analizy córki w pierwszej grupie studiów przypadków.

III.2. Wyniki analizy dla krewnych pierwszej grupy

III.2.1. *Wyniki analizy drugiej grupy*

W drugiej grupie (II) było 6 osób jako żona brata "matki" w pierwszej grupie (I), 12-letni syn i 8-letnia córka, ojciec tej żony, ciotka tej żony i babcia tej żony analizowane, odpowiednio.

Zgodnie z wynikami analizy pierwszej osoby z tej drugiej grupy, organizm ogółem znajdował się na poziomie hipoenergetycznym i wszystkie czakry były zamknięte, jak widać w pierwszej części rysunku 17. Stwierdzono średni poziom zatrucia egzogennego i endogennego, obciążenie promieniowaniem oraz niski poziom zużycia układu nerwowego, odpornościowego, limfatycznego i hormonalnego z uszkodzeniem jelit, limfy i krwi.

W lewej półkuli mózgu występowały bakterie, zwłaszcza *Aspergillus niger, Kingella, a w lewej* układ krwionośny *Nocardia asteroids, Kingella, Streptococci. W* lewej zatoce płucnej znajdowały się bakterie, wirusy, grzyby, zwłaszcza *Candida albicans, paciorkowce,* adenowirusy, polipy, sinusitis maxillaries. W prawej zatoce znajdowały się bakterie i wirusy, zwłaszcza *Actinomyces israelii,* a także procesy alergiczne. Bakterie, wirusy, wirusowe DNA i grzyby, takie jak *Chlamydia, Streptococcus heemolyt,* Adenowirus, Tonsil gardła zostały uzyskane w lewym migdałku oprócz bakterii, grzybów, wirusów i wirusowego DNA, zwłaszcza *Streptococci, Chlamydia,* Adenowirus, Tosilla tubaria w prawym migdałku. W lewej tarczycy stwierdzono obecność wirusów i bakterii Struma-cysty. W przypadku uszu i zębów po lewej stronie znajdowały się bakterie, wirusy, grzyby, DNA wirusów, zwłaszcza *Mycosis oris, Chlamydia, Streptococci* i Adenovirus, a po prawej stronie bakterie, wirusy, grzyby takie jak *Streptococci, Chlamydia* i Adenovirus. W sercu znajdowały się bakterie, wirusowe DNA jak Nigerason i Albicans powikłania, *Streptococci, Enterovirus coxsackie.* W lewym płucu występowały bakterie, wirusy, grzyby, wirusowe DNA jak *Candida albicans, Cryptococcus neoformas, Histoplasma,* Adenovirus, a w prawym płucu bakterie, zwłaszcza *Mycoplasma pneumoniae*, *Cryptococcus neoformas, Streptococcus*, oraz choroby zakaźne spowodowane chorobami i robakami jelit. Były alergie pokarmowe jak Acidum formicicum D6, procesy psychosomatyczne związane z podwzgórzem D800 w wątrobie oraz bakterie jak *Candida albicans, Streptococci, Clonorchis metacercana* w pęcherzu żółciowym. Oprócz bakterii, spotkał się wirus RNA tj. *Enterovirus coxsackie* i deficyt fermentacyjny jak Cynk. D200 znaleziono w trzustce - śledzionie, występowały bakterie, okrągłe i płaskie robaki, zwłaszcza *Candida albicans, Campylobacter coli,* Ancylostoma duodenale w żołądku, bakterie jak *Candida albicans, Candida glabrate, Campylobacter jejunum, Ascaris female lumb,* tęgoryjce, *Enterovirus coxsackie* oraz procesy psychosomatyczne w jelicie cienkim. W przypadku dwunastnicy występowały bakterie, jak *Candida albicans, Candida glabrata, Escherichia, Giardia lamblia trop* oraz procesy psychosomatyczne. W jelicie grubym występowały bakterie, pierwotniaki, grzyby, robaki okrągłe i płaskie, jak *Candida albicans, Candida glabrata, Campylobacter coli, Escherichia, Proteus, Streptococci, Enterobius verm, Oxyuren, Trichinose, Entamoeba coli,* procesy psychosomatyczne w górnej części, a także *Trichuris trichiura, Dientamoeba fragilis* w dolnej części. W nerkach występowały bakterie takie jak pałeczka skurczowa, choroby *zakaźne*, zapalenie nerek. W macicy prawej występowały bakterie takie jak: *Chlamydia trach, Escherichia Peptococci, Peptostreotocci, Proteus, Streptococci* oraz choroby zakaźne, a także *Escherichia, Proteus,* choroby zakaźne w macicy prawej. W pęcherzu/jelicie cienkim występowały bakterie takie jak *Mycot. fluor, Escherichia* w części lewej, bakterie takie jak *Candida glabrata, Escherichia* w części prawej. Dla układu odpornościowego / gruczołów piersiowych, były niedobory hormonów, jak Molibdenu spełnione. D200, niedobór fermentu jak cynk. D200 w lewej części, te i niedobór witamin jak Manganum spełnione. D200, niedobór mikroelementów jak Cuprum spełnione. D200 i choroby ginekologiczne w prawej części.

Po 10 minutach poziomej biernej biorezonansu energia wzrosła, a splot słoneczny i czakry koronowe otworzyły się, jak pokazano w drugiej części rysunku 17.

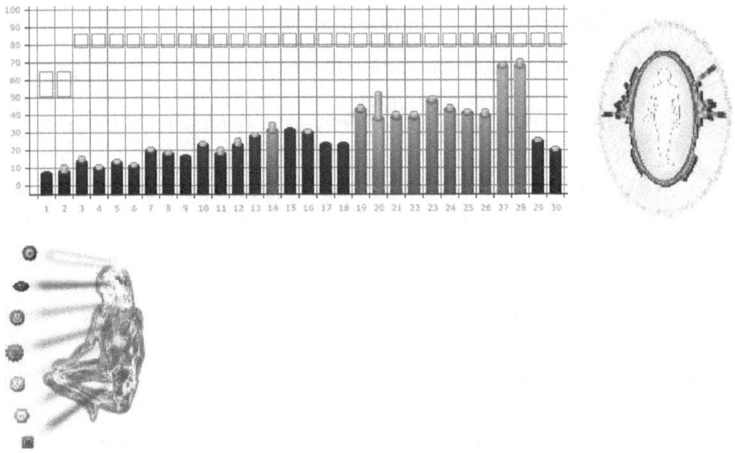

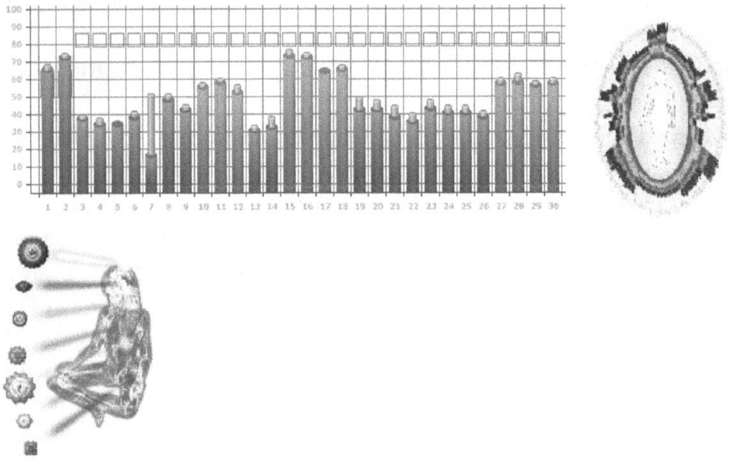

Rysunek 17. Wyniki analizy pierwszej osoby w drugiej grupie.

Podobnie, zgodnie z wynikami analizy syna pierwszej osoby, organizm był ogólnie hipoenergetyczny i wszystkie czakry były zamknięte, jak widać w pierwszej części rysunku 18. Stwierdzono średni poziom zatrucia egzogennego i endogennego, obciążenie radiacyjne oraz niski poziom zużycia układu limfatycznego i hormonalnego z uszkodzeniem krwi, jelit i limfy. Inspirując się normotonią w układzie nerwowym, zużycie układu odpornościowego było wysokie z powodu grypy podczas analizy.

Występowały wirusy, Aspergillus niger, *Kingella, Enterovirus coxsackie,* procesy psychosomatyczne w lewej półkuli mózgu - układ krążenia krwi i bakterie, *Aspergillus niger, Enterovirus coxsackie, Streptococci* w prawej półkuli mózgu - układ krążenia krwi. W lewej zatoce wystąpiły bakterie, grzyby, zwłaszcza *Candida albicans, Actinomyces israelii, Chlamydia, Streptococci,* polipy, sinusitis maxillaries. W prawej zatoce znajdowały się bakterie, grzyby, wirusowe DNA, zwłaszcza *Candida albicans, Actinomyces israelii, Chlamydia, Streptococci,* Adenovirus. *Oprócz* bakterii, w migdałku lewym znajdowały się bakterie, wirusy takie jak *Chlamydia, Candida albicans, Chlamydia* i Tosilla pharyngea w migdałku prawym. Dla tarczycy znaleziono wirusy i rozedmę-cyste w prawym gruczole. Dla uszu i zębów były bakterie, grzyby, paradontoza. W sercu znajdowały się bakterie, wirusy, grzyby, komplikacje Nigerasona i Albicana, *streptokoki*. W płucu lewym występowały bakterie, wirusy, zwłaszcza Candida albicans, Aspergilus fumigatus, *Mycoplasma pneumoniae, Streptococci,* Adenovirus, a w płucu prawym bakterie, zwłaszcza *Candida albicans, Aspergilus fumigatus, Cryptococcus neoformas, Histoplasma, Streptococcus*. Były alergie pokarmowe jak Acidum formicicum D6, procesy psychosomatyczne związane z podwzgórzem D800 w wątrobie oraz bakterie jak *Clonorchis metacercana, Lamblia intestinalis* w pęcherzu żółciowym. Oprócz bakterii jak *Escherichia* w trzustce - śledzionie, w żołądku występowały bakterie jak *Candida albicans*, bakterie jak *Escherichia, Enterococci* w jelicie cienkim. W przypadku dwunastnicy występowały bakterie takie jak *Candida albicans, Candida glabrata, Gelicobacter pylori* oraz procesy psychosomatyczne. W jelicie grubym, oprócz tych, a także *Oxyuren, Trichinose, Entamoeba coli,* procesów psychosomatycznych w dolnej części, występowały bakterie, pierwotniaki, grzyby, okrągłe i płaskie robaki, jak *Candida glabrata, Campylobacter coli, Enterobacter, Escherichia, Proteus, Streptococci, Enterobius verm.* W nerkach występowały bakterie takie jak pałeczki *Escherichia, zapalenie* nerek w lewej części, bakterie takie jak pałeczki *Escherichia* i *paciorkowce* w prawej części. W przypadku prostaty występowały takie bakterie jak *Chlamydia trach, Escherichia Peptococci, Peptostreotocci, Proteus, Streptococci.* W pęcherzu/jelicie cienkim znajdowały się takie bakterie jak *Candida glabrata, Escherichia, Peptococci, Streptococci, Candida glabrata.* Dla układu odpornościowego / układu limfatycznego, były niedobory hormonów, jak Molibdenu spełnione. D200 w lewej części, oprócz tego, a także niedobór fermentacji jak cynk spełnione. D200, niedobór witamin jak Magnum spotkał. D200 w prawej części.

Po 5 minutach poziomej biernej biorezonansu energia wzrosła, a czakram korony otworzył się, jak widać w drugiej części rys. 18.

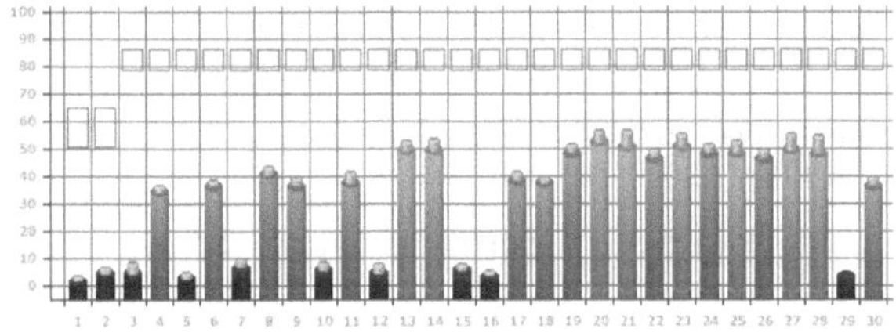

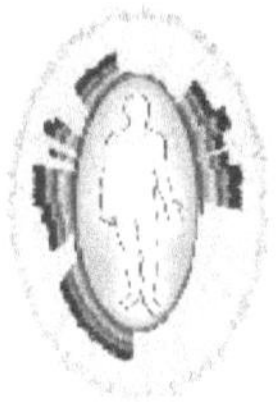

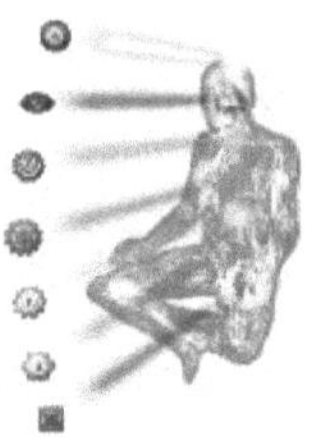

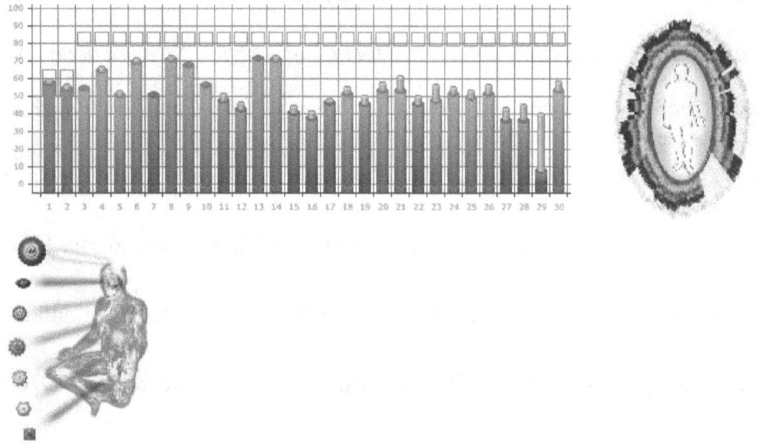

Rysunek 18. Wyniki analizy drugiej osoby z drugiej grupy.

Zgodnie z wynikami analizy córki pierwszej osoby, organizm ogólnie był hipoenergetyczny, z otwartymi tylko czakrami korzeni i kości krzyżowej, jak widać w pierwszej części rysunku 19. Stwierdzono niski poziom zatrucia egzogennego i endogennego, obciążenie promieniowaniem oraz średni poziom zużycia układu nerwowego, odpornościowego, limfatycznego i hormonalnego z uszkodzeniem jelit, limfy i krwi.

W lewej półkuli mózgu - układzie krwionośnym oraz bakterie takie jak *Aspergillus niger, Nocardia asteroides,* procesy psychosomatyczne w prawej półkuli mózgu - układzie krwionośnym, istniały bakterie, grzyby, wirusy, zwłaszcza Aspergillus *fumigatus, Kingella, Nocardia asteroides. W zatoce* były bakterie, wirusy, wirusowe DNA, adenowirusy, sinusitis maxillaries i sinusitis frontalis. Były tam bakterie, wirusy jak *Candida glabrata, Chlamydia,* Tonsil gardło w lewym migdałku, wirusy, DNA wirusa, Adenowirus, Struma-Cyste w tarczycy. W przypadku uszu i zębów występowały bakterie, grzyby, wirusy, DNA wirusów takich jak *Mycosis oris, Chlamydia, Streptococci*, Adenovirus, paradontoza. W sercu znajdowały się bakterie, wirusy, grzyby, zwłaszcza *paciorkowce.* W lewym płucu występowały bakterie, grzyby, wirusy, wirusowe DNA jak *Candida albicans, Aspergilus fumigatus, Cryptococcus neoformas, Histoplasma, Mycoplasma pneumoniae, Streptococci,* Adenovirus, a w prawym płucu bakterie, zwłaszcza *Candida albicans, Cryptococcus neoformas, Histoplasma.* Były alergie pokarmowe jak Acidum formicicum D6, procesy psychosomatyczne związane z podwzgórzem D800 w wątrobie i bakterie, pierwotniaki, grzyby jak *Candia albicans, Candida glabrata* w pęcherzu żółciowym. Oprócz bakterii, wirusy jak *Escherichia, Enterovirus coxsackie,* niedobór fermentu jak Cynk spotykał. D200, alergie pokarmowe jak Acidum formicicum D6, procesy psychosomatyczne związane z podwzgórzem D800 w trzustce - śledzionie, występowały bakterie jak *Candida albicans, Camphylobacter coli,* niedobór fermentu jak cynk. D200, alergie pokarmowe jako

Acidum formicicum D6, procesy psychosomatyczne związane z podwzgórzem D800 w żołądku. W jelicie cienkim występowały bakterie, wirusy, grzyby, wirus RNA, okrągłe robaki płaskie, takie jak *Candida albicnas, Candida glabrata, Camphylobacter jejunum, Escherichia, Enterokoki, Ascaris żeńskie lumb,* tęgoryjce, *Enterovirus coxsackie,* alergie pokarmowe i procesy psychosomatyczne. W przypadku dwunastnicy występowały takie bakterie jak *Candida albicans, Candida glabrata, Escherichia, Gelicobacter pylori,* alergie pokarmowe, procesy psychosomatyczne. W górnej części jelita grubego znajdowały się bakterie, pierwotniaki, grzyby, okrągłe i płaskie robaki takie jak: *Candida glabrata, Campylobacter coli, Enterococci, Enterobacter, Escherichia, Proteus, Streptococci, Enterobius verm, Oxyuren, Trchuris trichiura, Dientamoeba fragilis, Entamoeba coli,* alergie pokarmowe, procesy psychosomatyczne. W nerkach występowały takie bakterie jak *Escherichia, Streptococcus fecal, Streptococcus piogen, Staphylococcus aureus,* choroby zakaźne, zapalenie nerek. W macicy występowały bakterie takie jak *Chlamydia trach, Escherichia, Peptostreotokoki, Proteus, Streptococci, torbielak jajnika w części* lewej, bakterie takie jak *Peptococci, Streptococci,* choroby ginekologiczne w części prawej. W pęcherzu/jelicie cienkim występowały bakterie, grzyby takie jak: *Candida albicans*, Candida *glabrata, Candida robusta, Escherichia, Peptococci, Streptococci, choroby* zakaźne, robaki, choroby ginekologiczne. Dla układu odpornościowego / układu limfatycznego, były niedobory hormonów, jak Molibdenu spełnione. D200, niedobór fermentu jak cynk. D200 w lewej części, te i niedobór mikroelementów jak kobalt spełnione. D200, Cuprum się spotkało. D200, choroby ginekologiczne, procesy psychosomatyczne w prawej części.

Po 5 minutach poziomej biernej biorezonansu energia zwiększyła się, ale nadal otworzyły się tylko czakry korzeniowe i krzyżowe, jak widać w drugiej części rysunku 19. Powiedziała, że podczas tej terapii czuła swędzenie i coś w prawej piersi. Jej matka mówiła, że zazwyczaj była bardzo zła i krzyczała tak bardzo, a ta córka mówiła też, że boli ją prawa klatka piersiowa. Ponieważ znaleziono zbyt wiele bakterii, wirusów, grzybów, pierwotniaków, guzów, częstotliwości zabijające je wszystkie, a następnie w celu detoksykacji zostały jej podane poprzez aktywną terapię biorezonansową przy pomocy urządzenia ATM - Helper-Personal.

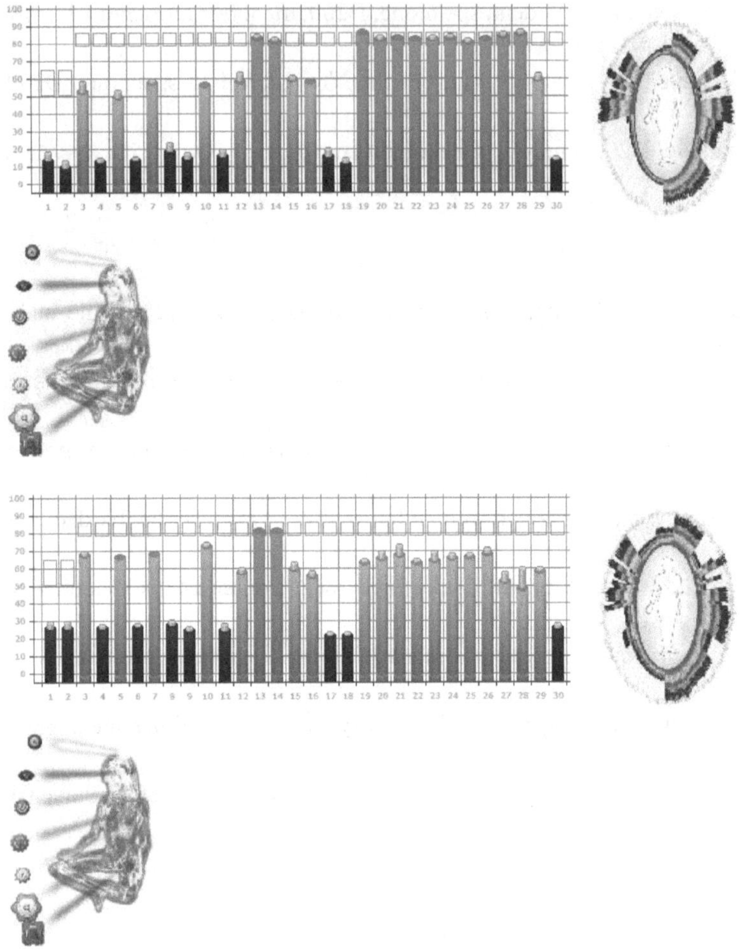

Rysunek 19. Wyniki analizy trzeciej osoby z drugiej grupy.

Zgodnie z wynikami analizy ojca pierwszej osoby, organizm ogólnie był normoenergetyczny z dobrą aurą i sakralną, sercem i trzecią czakrą oka otwartą, jak widać na rysunku 20. Stwierdzono niski poziom zatrucia egzogennego i zużycia układu odpornościowego, średni poziom obciążenia promieniowaniem, wysoki poziom zatrucia endogennego oraz średni - wysoki poziom zużycia układu nerwowego, limfatycznego i hormonalnego z uszkodzeniem krwi, jelit i limfy.

W lewej półkuli mózgu były bakterie, grzyby, jak *Nocardia asteroides, Streptococci, Enterovirus coxsackie* oraz bakterie, wirusy, wirus RNA jak *Aspergillus fumigatus, Streptococci* w prawej półkuli mózgu - układ krwionośny. W lewej zatoce znajdowały się bakterie i wirusowe DNA, zwłaszcza *Candida albicans, Actinomyces israelii, Staphylococcus aureus,* polipy. Bakterie i grzyby takie jak *Candida albicans* zostały pozyskane w migdałkach, oprócz bakterii, wirusa RNA w sercu i migdałku prawym. W lewym płucu oprócz procesów psychosomatycznych w wątrobie występowały bakterie takie jak *Candida albicans, Histoplasma.* Były to bakterie takie jak *Candida albicans, Candida glabrata,* trematody w pęcherzyku żółciowym, bakterie jak *Escherichia* w trzustce - śledzionie, bakterie jak *Enterococci, Ascaris żeńskie lumb* w jelicie cienkim. W przypadku dwunastnicy występowały bakterie, pierwotniaki jak *Candida albicans, Escherichia, Giardia lamblia trop,* procesy psychosomatyczne. W górnej części jelita grubego znajdowały się *Enterokoki, Oxyuren.* W lewej nerce były bakterie, choroby zakaźne, zapalenie nerek. W przypadku prostaty lewej występowały bakterie takie jak *Proteus, Chlamydia trach,*

Streptococcus fecal, Streptococcus hemolyt w prostacie prawej. W pęcherzu/jelicie cienkim w lewej części występowały bakterie jak *Candida robusta, w* prawej części bakterie, grzyby jak *Candida albicans, Candida glabrata, Mycot. fluor,* choroby zakaźne, robaki. Dla układu odpornościowego / układu limfatycznego, były niedobory hormonów, jak Molibdenu spełnione. D200, niedobór fermentu jak cynk. D200 w lewej części, te i niedobór mikroelementów jak kobalt spełnione. D200 w prawej części.

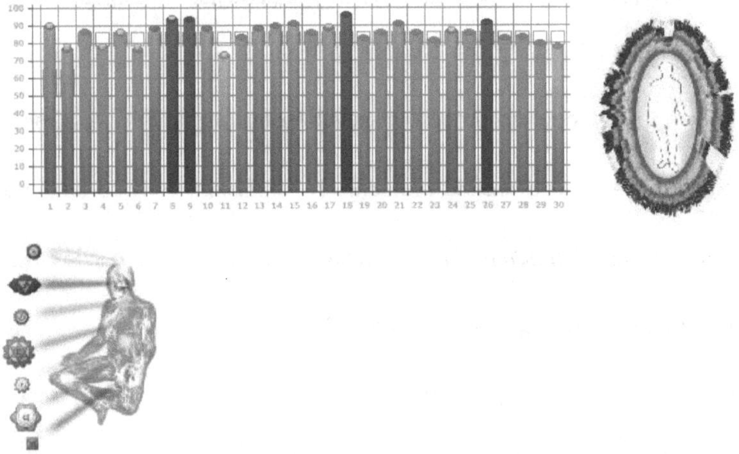

Rysunek 20. Wyniki analizy czwartej osoby z drugiej grupy.

Zgodnie z wynikami analizy ciotki pierwszej osoby, organizm ogólnie był normoenergetyczny z dobrą aurą i wszystkie czakry z wyjątkiem serca i trzeciego oka były otwarte, jak widać na rysunku 21. Nie stwierdzono zatrucia egzogennego i normotonii dla układu limfatycznego i hormonalnego, oprócz bardzo niskiego poziomu zatrucia endogennego, obciążenia promieniowaniem, zużycia układu nerwowego i odpornościowego z uszkodzeniem krwi, jelita i limfy. Powiedziała, że jest spokojna, w młodym wieku przeszła na emeryturę i przezwyciężyła traumatyczne doświadczenie w swoim życiu.

W lewej półkuli mózgu były bakterie, grzyby, jak *Nocardia asteroides, Streptococci, Kingella* oraz bakterie, wirusy, wirus RNA jak *Kingella, Streptococci, Enterovirus coxsackie* w prawej półkuli mózgu - układ krwionośny. Dla zatoki były bakterie takie jak *Chlamydia, Actinomyces israelii*. Bakterie i grzyby jako *Candida albicans, Candida glabrata* zostały pozyskane w migdałkach. W tarczycy występowały wirusy, procesy psychosomatyczne, bakterie takie jak *Mycosis oris, Chlamydia,* Adenovirus w prawym uchu - zębach. Oprócz powikłań u Albicanów i Nigerasona w lewym sercu wystąpiły również powikłania u Albicanów i Nigerasona w prawym sercu. W prawym płucu oprócz procesów psychosomatycznych w wątrobie występowały bakterie, grzyby takie jak *Mycoplasma pneumonia,* Adenovirus. W żołądku występowały bakterie takie jak *Campylobacter coli*, bakterie takie jak *Candida glabrata, Escherichia*, *Enterococci*, *Ascaris female lumb* in the small intestine. W przypadku dwunastnicy występowały bakterie, pierwotniaki, grzyby takie jak *Candida albicans, Escherichia, Giardia lamblia trop,* tęgoryjce. W górnej części jelita grubego znajdowały się bakterie, okrągłe i płaskie robaki takie jak *Campylobacter coli, Enterobacter, Enterococci, Escherichia, Entarobius verm, Streptococci, Trichinose,* procesy psychosomatyczne oraz były to bakterie, pierwotniaki, grzyby takie jak *Candida albicans, Campylobacter coli, Enterobacter, Enterococci, Escherichia, Proteus, Streptococci, Trichinose, Trichuris trichina, Dientamoeba fragilis* w dolnej części. W nerkach występowały bakterie, choroby zakaźne, a w macicy bakterie i choroby ginekologiczne. W pęcherzu/jelicie cienkim znajdowały się bakterie takie jak *Candida robusta, Peptococci.* Dla układu odpornościowego / układu limfatycznego, były niedobory hormonów, jak Molibdenu spełnione. D200, niedobór fermentu jak cynk. D200, niedobór mikroelementów jak kobalt spotkał. D200.

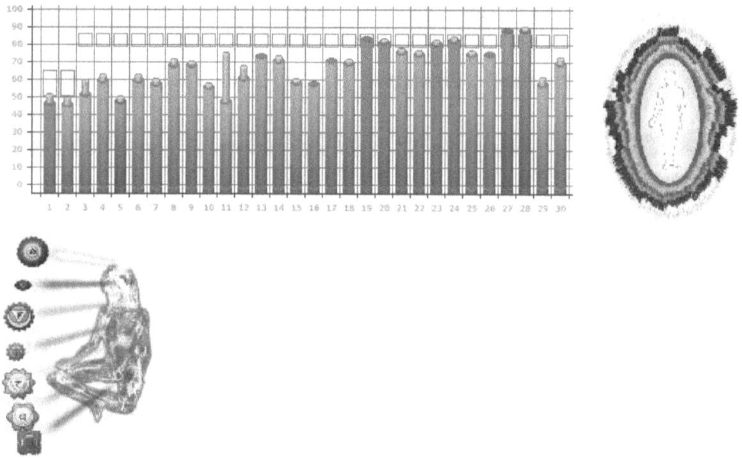

Rysunek 21. Wyniki analizy piątej osoby z drugiej grupy.

Podobnie, zgodnie z wynikami analizy babki pierwszego człowieka, organizm był ogólnie hipoenergetyczny, z otwartymi tylko czakrami korzeni i kości krzyżowej, jak widać w pierwszej części rysunku 22. Stwierdzono niski poziom zatrucia egzogennego i endogennego, obciążenie promieniowaniem, zużycie układu nerwowego, odpornościowego, limfatycznego i hormonalnego z uszkodzeniem krwi, jelit i limfy.

W lewej półkuli mózgu były bakterie, wirusy jak *Asprgillus niger, Nocardia asteroides, Streptococci, Enterovirus coxsackie w lewej* półkuli mózgu - układ krążenia krwi oraz bakterie, grzyby, wirus RNA jak *Kingella, Enterovirus coxsackie* w prawej półkuli mózgu - układ krążenia krwi. W zatoce były bakterie, wirusy jak *Chlamydia,* Adenowirus w lewej części i bakterie, grzyby, DNA wirusa jak *Candida albicans, Actinomyces israelii, Chlamydia, Streptococci* w prawej części. Bakterie i wirusy takie jak *Chlamydia, Streptokoki,* Adenowirus w migdałku lewym, *Candida glabrata* w migdałku prawym. Były to wirusy, adenowirusy, procesy psychosomatyczne, strumieniowo-cyste w tarczycy, bakterie, wirusy, grzyby takie jak *Mycosis oris, paciorkowce* w uchu - zęby. W lewym sercu wystąpiły powikłania typu Albicans i Nigerason, bakterie, *Enterovirus coxsackie* w prawym sercu. W lewym płucu występowały bakterie, grzyby jak *Mycoplasma pneumonia,* robaki jak *Aspergillus fumigatus* w prawym płucu. W jelicie cienkim występowały bakterie takie jak *Escherichia, Clonorchis metacercana*, trematody w pęcherzyku żółciowym, Candida *albicans, Candida glabrata, Campylobacter coli, Helicobacter, Ancylostoma duodenal w żołądku*, bakterie, grzyby takie jak *Candida glabrata, Escherichia*, *Campylobacter jejunum*, *Ascaris female lumb, Enterovirus coxsackie* w jelicie cienkim. W przypadku dwunastnicy występowały takie bakterie jak *Candida glabrata, Gelicobacter pylori,* tęgoryjce. W górnej części jelita grubego znajdowały się bakterie, okrągłe i płaskie robaki takie jak *Candida glabrata, Proteus, Enterococci, Escherichia, Entarobius verm, Oxyuren, Dientamoeba fragilis,* a w dolnej części bakterie, pierwotniaki, okrągłe i płaskie jak

Enterobacter, Enterococci, Streptococci, Trichinose, Oxyuren. W nerkach występowały bakterie jak *Escherichia, Streptococci, choroby* zakaźne, a w macicy bakterie jak *Eschrichia, Proteus, Streptococci* w części lewej i bakterie jak *Chlamydia trach*, choroby ginekologiczne w części prawej. W pęcherzu/jelicie cienkim znajdowały się takie bakterie jak: *Candida glabrata, Escherichia, Streptococci,* choroby zakaźne, robaki. Dla układu odpornościowego / układu limfatycznego, były niedobory hormonów, jak Molibdenu spełnione. D200, niedobór witamin jak Manganum spotkał. D200, niedobór mikroelementów jak Cuprum spełnione. D200.

Po 10 minutach poziomej terapii pasywnym biorezonansem energia i aura zwiększyły się i wszystkie czakry z wyjątkiem gardła i trzeciego oka otworzyły się, jak widać w drugiej części rysunku 22.

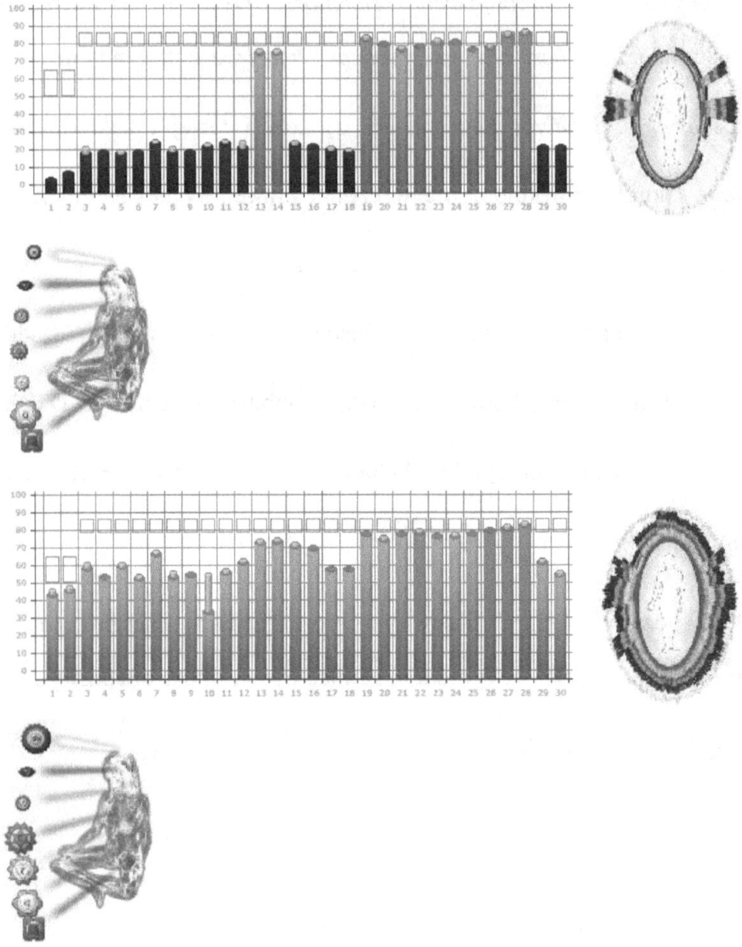

Rysunek 22. Wyniki analizy szóstej osoby z drugiej grupy.

III.2.1.1. *Wyniki analizy dla sąsiadów z drugiej grupy*

W tym studium przypadku, jako sąsiedzi drugiej grupy (II) było 6 grup rodzin. W grupach siódmej (VII) i ósmej (VIII) oprócz matek z grupy dziewiątej i dwunastej (IX - XII) były też matki i synowie.

Zgodnie z wynikami analizy matki z siódmej grupy (VII), organizm ogólnie był hipoenergetyczny, z otwartymi tylko czakramami korzeni, jak widać w pierwszej części rysunku 23. Nie było jednak zatrucia egzogennego i endogennego, nie doszło do uszkodzenia jelita i niskiego poziomu zużycia układu limfatycznego i hormonalnego, średniego poziomu zużycia układu nerwowego i odpornościowego z uszkodzeniem krwi i limfy. W lewej półkuli mózgu były bakterie - układ krwionośny, bakterie jak *Kingella, Streptococci, Enterovirus coxsackie* w prawej półkuli mózgu - układ krwionośny, bakterie, DNA wirusa, zwłaszcza *Candida albicans* w migdałku prawym, procesy psychosomatyczne związane z podwzgórzem D800 w lewej tarczycy, bakterie w prawym płucu, niedobór hormonu jak Molibden. D200, niedobór mikroelementów jak Cuprum spełnione. D200 w lewym układzie odpornościowym /gruczołku piersiowym. Po 5 minutach biernej terapii biorezonansem poziomym energia wzrosła, a czakram sakralny został dodatkowo otwarty, jak widać w drugiej części rysunku 23.

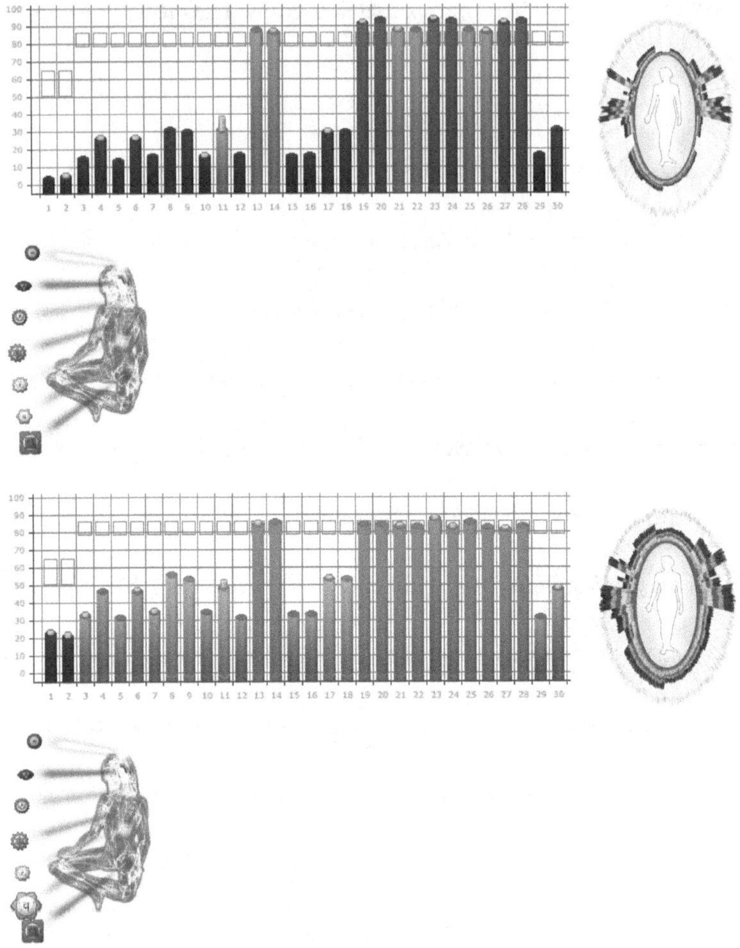

Rysunek 23. Wyniki analizy matki w siódmej grupie.

Zgodnie z wynikami analizy syna matki w siódmej grupie (VII), organizm ogólnie był normoenergetyczny z dobrą aurą i wszystkie czakry z wyjątkiem korzenia i czakr sakralnych otwarte, jak widać na rysunku 24. Stwierdzono wysoki poziom zatrucia egzogennego i endogennego, obciążenie radiacyjne, średni - wysoki poziom zużycia układu hormonalnego z uszkodzeniami krwi i limfy, ale normotonia dla układu nerwowego i chłonnego. Występowały bakterie, wirusy jak *Streptococci, Enterovirus coxsackie,* procesy psychosomatyczne w prawej półkuli mózgu - układ krążenia krwi, wirusy w lewej tarczycy, wirusy, wirus RNA jak *Enterovirus coxsackie* w prawym sercu, bakterie, grzyby w prawym płucu.

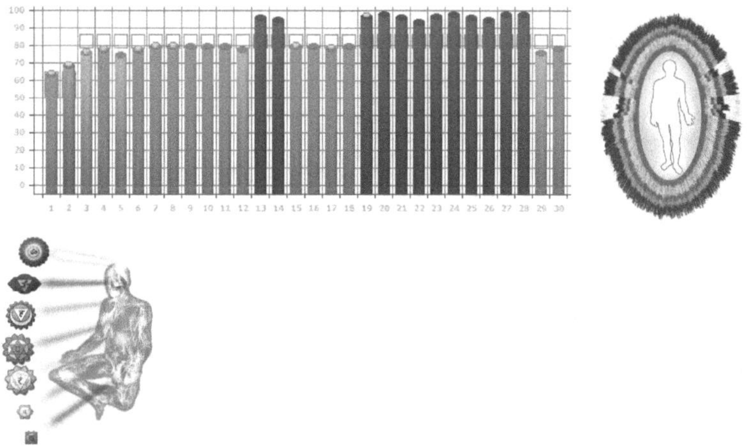

Rysunek 24. Wyniki analizy syna w siódmej grupie.

Zgodnie z wynikami analizy matki z ósmej grupy (VIII), organizm ogólnie był normoenergetyczny z bardzo dobrą aurą i wszystkie czakry z wyjątkiem czakry sakralnej otwarte, jak widać na rysunku 25. Chociaż stwierdzono wysoki poziom zatrucia egzogennego i endogennego, ładunek promieniowania z uszkodzeniem krwi i limfy, stwierdzono normotonię układu nerwowego, odpornościowego, hormonalnego i limfatycznego. Były to bakterie takie jak *Streptococcus haemolyt,* Sinusitis maxillaries w zatoce lewej, tonsil tubaria w migdałku lewym, bakterie w trzustce - śledzionie, bakterie jak *Escherichia* w dwunastnicy, bakterie w lewej macicy, bakterie jak *Streptococcus fecal* w lewym pęcherzu / jelicie cienkim.

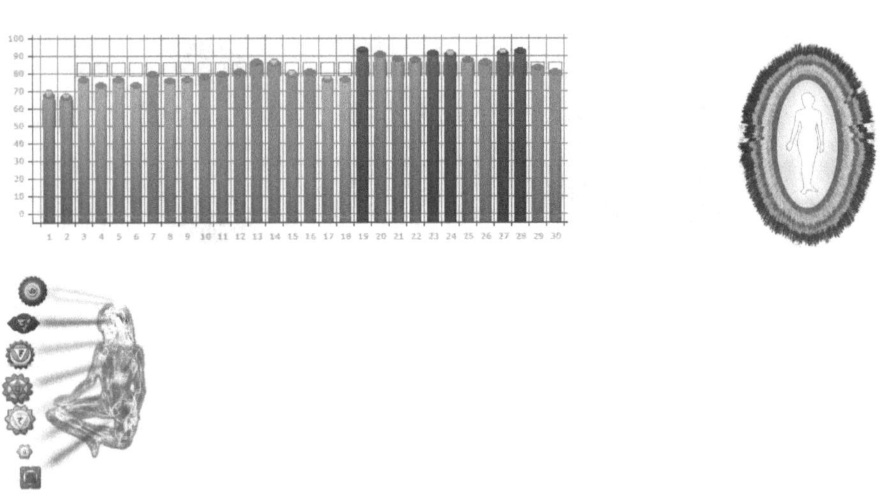

Rysunek 25. Wyniki analizy matki w ósmej grupie.

Zgodnie z wynikami analizy syna matki w ósmej grupie (VIII), organizm ogólnie był hipoenergetyczny ze wszystkimi czakrami z wyjątkiem czakry korzeniowej zamkniętej, jak widać w pierwszej części rysunku 26. Stwierdzono niski poziom zatrucia egzogennego i endogennego, obciążenie promieniowaniem, zużycie układu nerwowego, immunologicznego, hormonalnego i limfatycznego z uszkodzeniem krwi i limfy. W prawej półkuli mózgu występowały bakterie - układ krwionośny, lewa zatoka i lewe serce, bakterie jak *Histoplasma, Streptococci* w prawym płucu, alergia pokarmowa jak Acidum formicicum, procesy psychosomatyczne w dwunastnicy, bakterie jak *Streptococcus fecal, Streptococcus gołębia, Staphylococcus aureus* w lewym pęcherzu / jelicie cienkim, niedobór hormonu jak Molibden. D200, niedobór witamin jak Manganum spotkał. D200, procesy alergiczne jak Histaminum D60 w prawym układzie odpornościowym / limfatycznym. Po 5 minutach poziomej biernej terapii biorezonansowej energia wzrosła, a czakram sakralny został dodatkowo otwarty, jak widać w drugiej części rysunku 26.

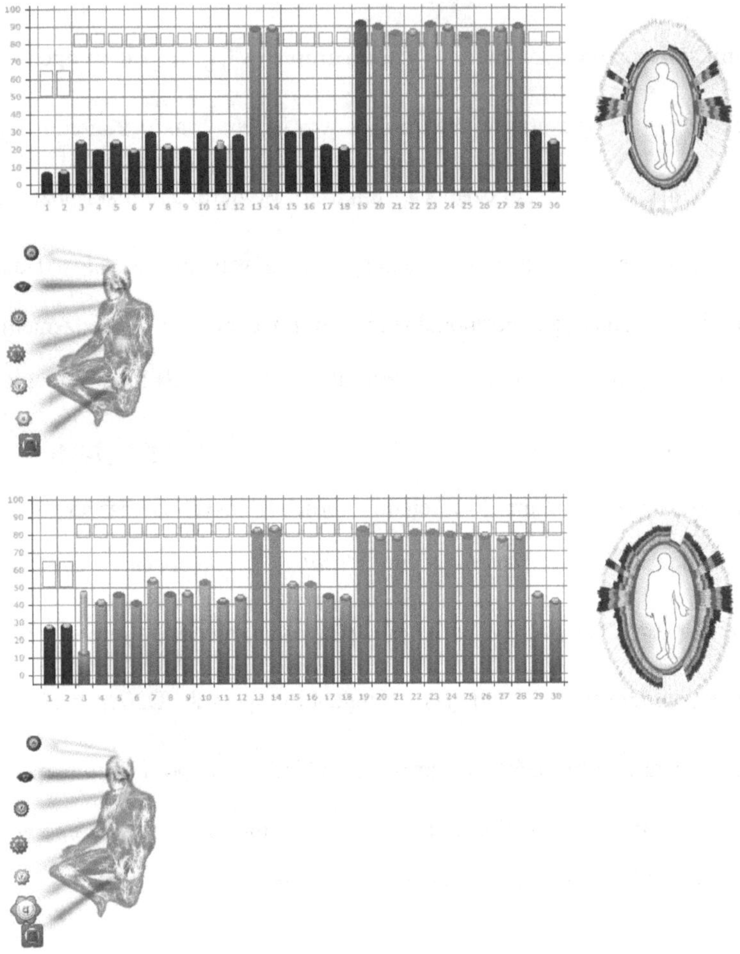

Rysunek 26. Wyniki analizy syna w ósmej grupie.

Zgodnie z wynikami analizy matki z dziewiątej grupy (IX), organizm ogólnie był hipoenergetyczny z zamkniętymi wszystkimi czakrami, jak widać w pierwszej części rysunku 27. Stwierdzono średni poziom zatrucia egzogennego i endogennego, obciążenie promieniowaniem, wysoki poziom zużycia układu nerwowego, odpornościowego, hormonalnego i chłonnego z uszkodzeniem krwi i limfy.

W lewej półkuli mózgu występowały bakterie takie jak *Aspergillus fumigates, Nocardia asteroids, Kingella, Streptococci, Enterovirus coxsackie* - okrągły układ krwionośny, bakterie, grzyby takie jak *Nocardia asteroides, Kingella, Enterovirus coxsackie,* procesy psychosomatyczne w prawej półkuli mózgu - układ krążenia krwi, bakterie, grzyby jak *Candida albicans, Actinomyces israelii, Streptococci,* Adenovirus w lewej zatoce. Dla migdałków w lewej części uzyskano bakterie i grzyby, a w prawej bakterie, wirusy, wirusowe DNA, zwłaszcza *Chlamydia, Streptococci, Staphylococcus aureus.* Dla tarczycy, wirusy, Adenowirusy, Struma-cyste zostały znalezione w lewej części, wirusy, Adenowirusy, procesy psychosomatyczne w prawej części. W uchu lewym występowały bakterie takie jak *Streptococci* - zęby, bakterie takie jak *Mycosis oris, Streptococcus haemolyt* w uchu prawym - zęby, bakterie, grzyby, wirus RNA, powikłanie Nigerasona, Enterovirus *coxsackie* w lewym sercu, bakterie, wirusy, powikłania Nigerasona i Albicans, *Staphylococcus aureus, Enterovirus coxsackie* w prawym sercu. W płucach w lewej części zaobserwowano bakterie takie jak *Aspergillus fumigates, Candida albicans, Histoplasma, Mycoplasma pneumonia, Streptococci, Staphylococcus aureus,* w prawej części bakterie, DNA wirusa, *Aspergillus fumigates, Streptococci,* Adenovirus. Były to bakterie takie jak *Escherichia, Lamblia intestinal, Staphylococcus aureus* w pęcherzu żółciowym, bakterie, procesy psychosomatyczne w trzustce - śledzionie, bakterie w żołądku, bakterie jak *Candida albicans, Campylobacter jejunum, Enterokoki,* alergia pokarmowa jako Acidum formicicum D6 w jelicie cienkim, bakterie, pierwotniaki, grzyby, zwłaszcza *Candida albicans, Candida glabrata,* tęgoryjce, *Giardia lambda trop w dwunastnicy.* Były to bakterie, grzyby, Enterokoki, *Proteus, Streptococci, Enterobius verm, Trichinose*, procesy psychosomatyczne w górnej części jelita grubego oraz bakterie, *Campylobacter coli, Enterobacter, Enterokoki, Escherichia, Enterobius verm, Oxyuren, Entamoeba coli trop,* procesy psychosomatyczne w dolnej części jelita grubego. Dla nerek, bakterie jako *Escherichia*, choroby zakaźne, odmiedniczkowe zapalenie nerek zostały uzyskane w lewej części, bakterie jako *Escherichia* w prawej części. W macicy lewej występowały bakterie takie jak *Chlamydia trach, Peptokoki, Streptokoki, torbielakotwór jajnika*, bakterie takie jak *Peptostreotokoki, Proteus* w macicy prawej. W pęcherzu/jelicie cienkim w lewej części znaleziono bakterie jak *Candida glabrata, Candia robusta*, choroby ginekologiczne, w prawej części bakterie jak *Candida albicans, Candaida glabrata, Peptokoki, Streptococci*, hamorhoiden. Były niedobory hormonów, jak Molibdenu spotkał. D200, niedobór witamin jak Manganum spotkał. D200 w lewym układzie odpornościowym / gruczołu mlekowego, niedobór hormonów, jak Molibdenu spełnione. D200, niedobór fermentu jak cynk. D200, niedobór witamin jak Manganum spotkał. D200, niedobór mikroelementów jak kobalt spotkał. D200 i Cuprum się spotkały. D200 w prawym układzie odpornościowym / gruczołu mlekowego.

Po 10 minutach poziomej biernej terapii biorezonansowej, energia wzrosła, ale nadal wszystkie czakry zostały zamknięte, jak widać w drugiej części rysunku 27.

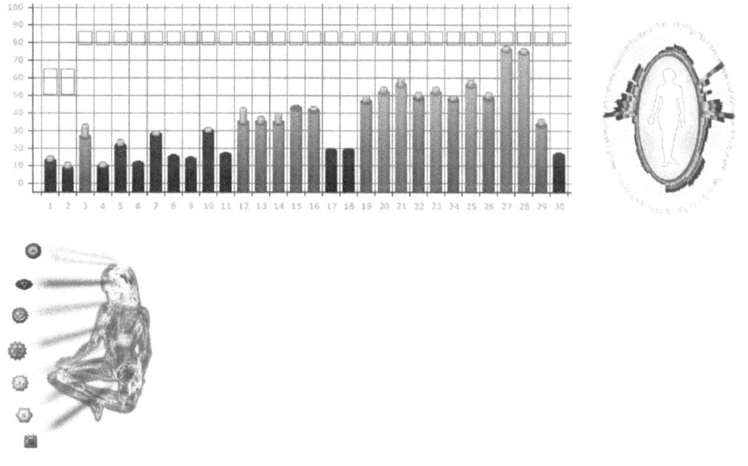

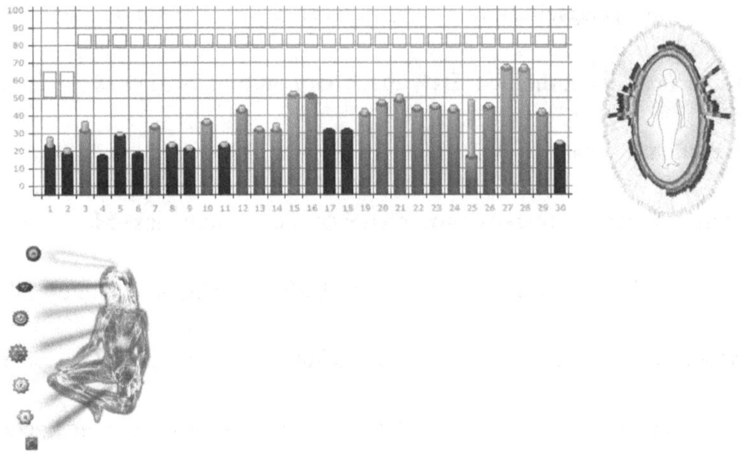

Rysunek 27. Wyniki analizy matki w dziewiątej grupie.

Zgodnie z wynikami analizy matki z dziesiątej grupy (X), organizm ogólnie był hipoenergetyczny ze wszystkimi czakrami z wyjątkiem czakry korzeniowej zamkniętej, jak widać w pierwszej części rysunku 28. Stwierdzono wysoki poziom zatrucia egzogennego i endogennego, obciążenie promieniowaniem, zużycie układu nerwowego, immunologicznego, hormonalnego i limfatycznego z uszkodzeniem krwi i limfy. W lewej półkuli mózgu występowały wirusy takie jak *Enterovirus coxsackie* - układ krążenia krwi, wirusy, wirusowe DNA jak Adenovirusowe zapalenie zatok przynosowych w prawej zatoce, bakterie jak *Candida glabrata,* Adenowirus w migdałku prawym, wirusy, gruczolak guzkowaty strunowy w prawej tarczycy, bakterie jak *Staphylococcus aureus* w prawym uchu - zęby, bakterie w żołądku i dwunastnicy, bakterie, grzyby jak *Escherichia, Streptococcus fecal w górnej części jelita grubego*, bakterie jak *Enterococci, Trichuris trichina, Entamoeba coli, Streptococcus gołębia* w dolnej części jelita grubego. Po 10 minutach poziomej terapii pasywnym biorezonansem energia wzrosła, aura spełniła się i wszystkie czakry otworzyły się, jak widać w drugiej części rysunku 28.

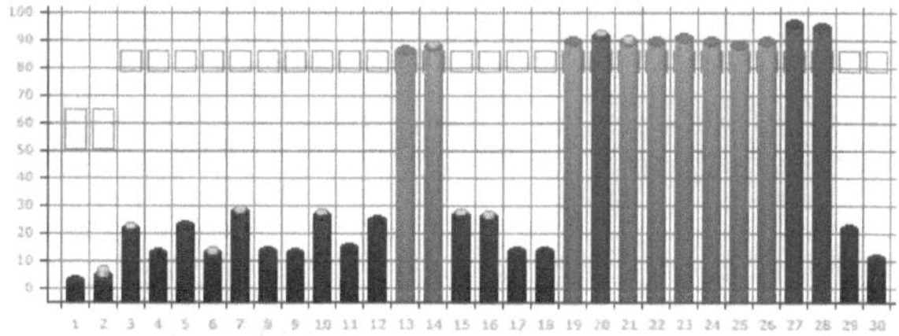

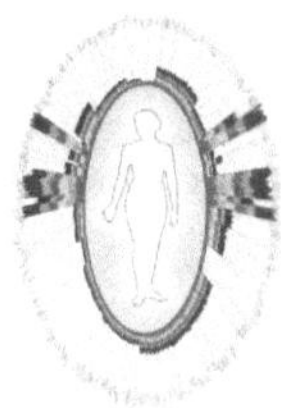

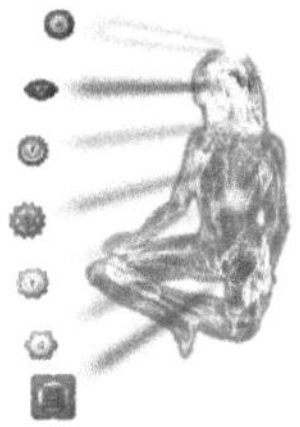

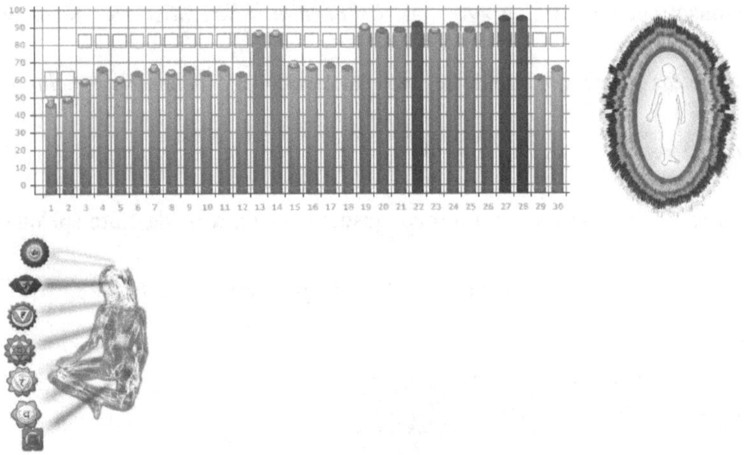

Rysunek 28. Wyniki analizy matki w dziesiątej grupie.

Zgodnie z wynikami analizy matki z jedenastej grupy (XI), organizm ogólnie był normoenergetyczny z bardzo dobrą aurą i wszystkimi czakrami otwartymi, jak widać na rysunku 29. Stwierdzono wysoki poziom zatrucia egzogennego, średni poziom obciążenia promieniowaniem, ale brak zatrucia endogennego, normotonia układu nerwowego, immunologicznego, hormonalnego i chłonnego bez uszkodzenia krwi. Występowały bakterie, procesy alergiczne w prawej półkuli mózgu - układ krwionośny, wirusy w lewej tarczycy, bakterie jak *paciorkowce w* lewym uchu - zęby, bakterie i trematody w pęcherzu żółciowym, bakterie w dwunastnicy, bakterie, robaki okrągłe i płaskie, zwłaszcza *Oxyuren*, procesy psychosomatyczne w dolnej części jelita grubego, bakterie tj. *Streptococcus fecal*, choroby ginekologiczne w prawej macicy. Podczas analizy była w okresie menstruacji. Powiedziała, że jest nauczycielką, uwielbia swoją pracę i uczniów, a to ją uszczęśliwiło.

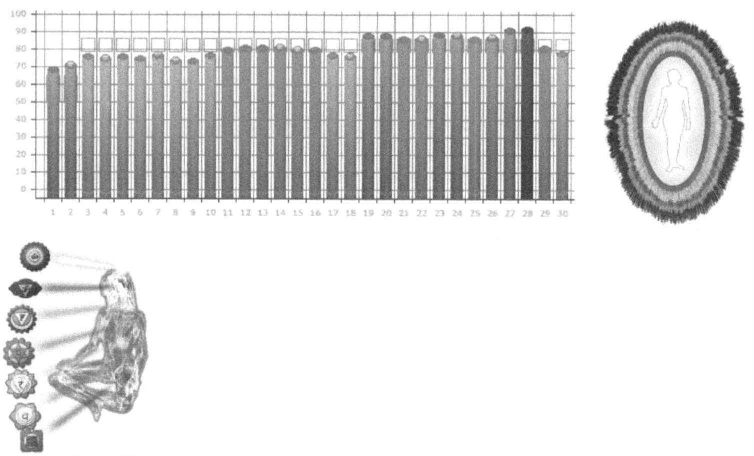

Rysunek 29. Wyniki analizy matki z jedenastej grupy.

Zgodnie z wynikami analizy matki z dwunastej grupy (XII), organizm ogólnie był normoenergetyczny z bardzo dobrą aurą i wszystkimi czakrami otwartymi, jak widać na rysunku 30. Stwierdzono wysoki poziom zatrucia endogennego z uszkodzeniem krwi i limfy, niski poziom obciążenia promieniowaniem, ale bez zatrucia egzogennego, normotonia układu nerwowego, immunologicznego, hormonalnego i limfatycznego. W migdałku prawym występowały bakterie: *Staphylococcus aureus*, wirus RNA, procesy psychosomatyczne w lewym sercu, bakterie w prawym płucu i w lewej macicy. Powiedziała, że jest szczęśliwa z całego swojego życia, ale chciała czegoś i czekała na nią coś specjalnego od Boga, nie robiąc nic.

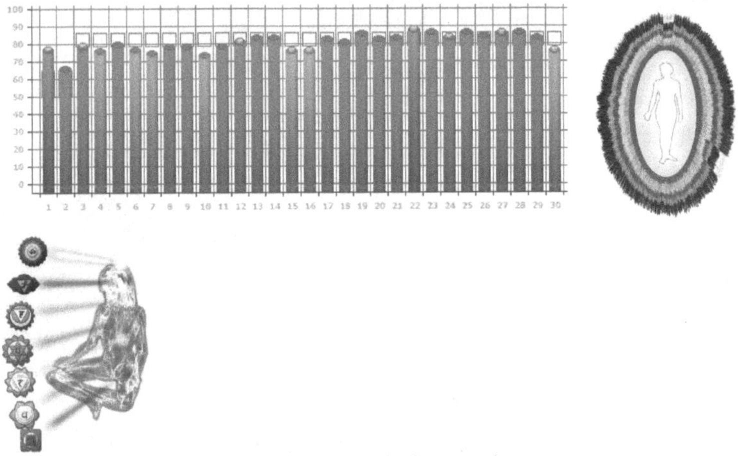

Rysunek 30. Wyniki analizy matki w grupie dwunastej.

III.2.2. *Wyniki analizy trzeciej grupy*

W tym studium przypadku trzecia grupa (III) obejmowała żonę wuja "matki" w pierwszej grupie (I) i córkę tego wuja analizowanego odpowiednio.

Zgodnie z wynikami analizy pierwszej osoby w tej trzeciej grupie, organizm był ogólnie hiperenergetyczny z otwartym korzeniem, splotem słonecznym i czakrami gardła, jak widać w pierwszej części rysunku 31. Pomimo wysokiego poziomu zatrucia egzogennego i endogennego, średniego poziomu obciążenia radiacyjnego i zużycia układu odpornościowego z uszkodzeniami limfy, krwi i jelit, stwierdzono normotonię w układzie nerwowym, limfatycznym i endokrynologicznym.

Były tam bakterie jak *Aspergillus niger, paciorkowce,* wirus RNA w lewej półkuli mózgu - układ krążenia krwi, bakterie jak *Aspergillus fumiguje, asteroidy Nocardia,* wirus RNA, procesy psychosomatyczne w prawej półkuli mózgu - układ krążenia krwi, bakterie i wirusy jak *Actinomyces israelii, Chlamydia* w lewej zatoce, bakterie, wirusy, wirusowe DNA, zwłaszcza Candida albicans, *Streptococci*, Adenovirus, Sinusitis frontalis w prawej zatoce, bakterie, wirusy, wirusowe DNA, zwłaszcza *Candida albicans, Streptococci,* Tonsil pheringea w prawej migdałeczce. Dla tarczycy w części lewej znaleziono wirusy, w części prawej - gruczolaka guzkowatego Struma, a dla uszu i zębów - bakterie, grzyby, DNA wirusów, zwłaszcza *paciorkowców, Staphylococcus aureus, a w części prawej* - bakterie *Staphylococcus aureus* i paradontozę. W lewym sercu występowały bakterie, powikłania związane z *albicansem, bakterie*, wirusy, *paciorkowce* i *gronkowce* w prawym sercu, bakterie, wirusy i Alergie-injectopas w lewym płucu, bakterie, wirusy, wirusowe DNA, zwłaszcza *Candida albicans* w prawym płucu. W pęcherzu żółciowym występowały bakterie, *Clonorchis metacercana, Giardia lamblia, bakterie, wirusy*, wirus RNA w trzustce - śledziona, bakterie, pierwotniaki, grzyby, *Candida albicans, Esherichia*, alergia pokarmowa w dwunastnicy, bakterie, grzyby, *Enterobacter, Enterobius verm, Streptococcus fecal, Oxyuren w górnej części jelita grubego*, bakterie jak *Campylobacter coli, Enterococci, Proteus, Oxyuren, Staphylococcus aureus, Entamoeba coli* w dolnej części jelita grubego. Dla nerek w części lewej stwierdzono bakterie, zwłaszcza *Escherichia, Streptococci, w części prawej bakterie tj. Staphylococcus aureus, Streptococci* toxins, nephritis, a dla macicy bakterie tj. *Chlamydia trach, Escherichia* w części lewej, bakterie, *Peptococci, Peptostreotocci, Proteus, Streptococci* w części prawej. Występowały bakterie, grzyby tj. *Candida albicans, Streptococci, Staphylococcus aureus, choroby ginekologiczne*, hamorrhoiden w lewym pęcherzu / jelicie cienkim, bakterie tj. *Streptococcus gołąb* w prawym pęcherzu / jelicie cienkim, choroby ginekologiczne, niedobór hormonów w miarę napotykania Molibdenu. D200, niedobór fermentu jak Cynk spełnione D200, niedobór witaminy jak Manganum spełnione. D200, niedobór mikroelementów jak Cuprum spełnione. D200 i procesy psychosomatyczne w układzie odpornościowym / gruczole mlekowym.

Po 5 minutach poziomej terapii pasywnym biorezonansem aura zwiększyła się, a czakry krzyżowe i trzeciego oka dodatkowo się otworzyły, jak widać w drugiej części ryciny 31. Powiedziała, że brała chemioterapię z powodu raka jajnika i dlatego była niespokojna, ale po tej biernej terapii biorezonansowej powiedziała, że ulżyło jej.

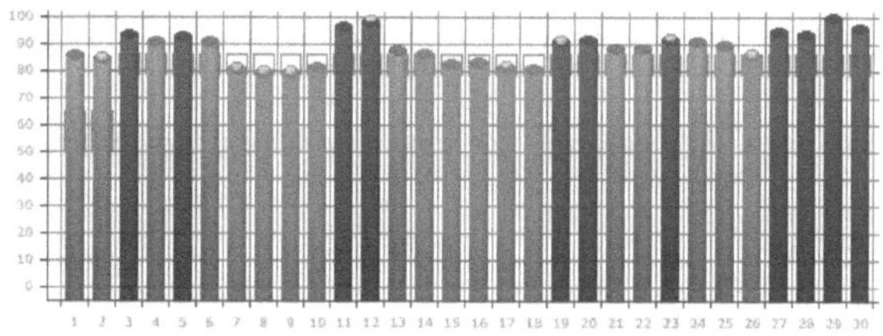

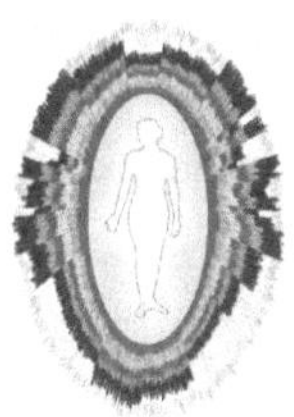

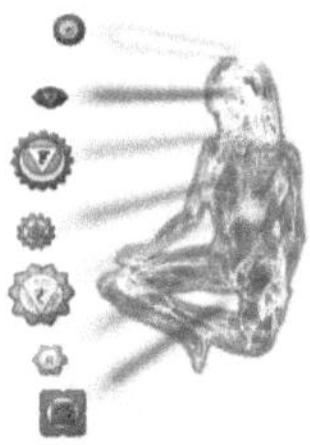

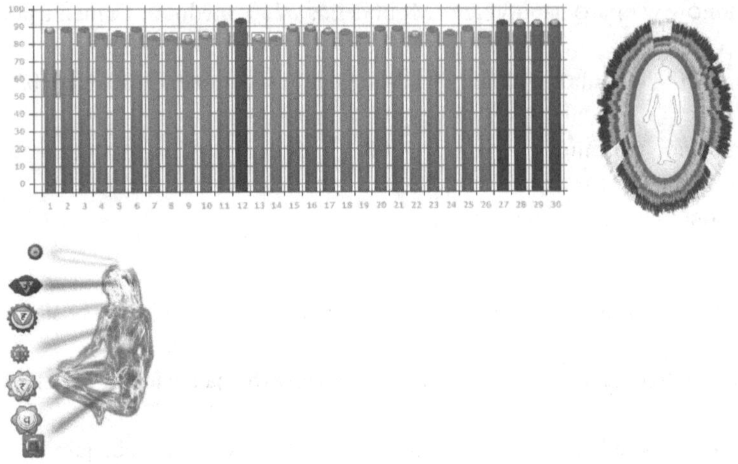

Rysunek 31. Wyniki analizy matki w trzeciej grupie.

Następnie, córka tej matki była analizowana jako druga osoba w tej grupie. Była ona hipoenergetyczna z bardzo złą aurą i tylko korzeń i czakry krzyżowe otwarte, jak widać w pierwszej części rysunku 32. Mimo, że nie występowało zatrucie egzogenne i endogenne, nie doszło do uszkodzenia jelita i bardzo niski poziom obciążenia radiacyjnego, stwierdzono średni - wysoki poziom zużycia układu nerwowego, odpornościowego, limfatycznego i hormonalnego z uszkodzeniem krwi i limfy.

Były to bakterie takie jak Aspergillus *niger, Streptococci, Staphylococci, procesy psychosomatyczne w* lewej półkuli mózgu - układ krążenia krwi, bakterie, wirusy i grzyby takie jak *Aspergillus fumigates, Kingella, Enterovirus coxsackie*, procesy psychosomatyczne w prawej półkuli mózgu - układ krążenia krwi. W zatokach stwierdzono obecność bakterii takich jak *Candida albicans, Chlamydia, Streptococcus heemolyt*, DNA wirusa, sinusitis maxillaries w zatoce lewej, a w zatoce prawej bakterii takich jak *Chlamydia, Streptococcus heemolyt*, procesy alergiczne. W migdałku lewym znajdowały się bakterie tj. *Staphylococcus aureus, a w migdałku* prawym - *Chlamydia, Streptococci,* Adenovirus. Dla tarczycy istniały wirusy, adenowirus w lewej części i wirusy, pareochymatoza Struma w prawej części. Dla uszu i zębów znaleziono bakterie takie jak *paciorkowce*, DNA wirusa w lewej części i bakterie takie jak *Chlamydia, Streptococcus hemolyt* w prawej części. Występowały wirusowe DNA, powikłania Nigerasona, *streptokoki* w lewym sercu, bakterie, grzyby, powikłania Albicans i Nigerasona, *Enterovirus coxasckie* w prawym sercu. Były to bakterie takie jak *Aspergillus fumigatus, Staphylococcus aureus, Streptococcus hemolyt, choroby zakaźne, robaki*, wirusowe DNA w lewym płucu, bakterie takie jak *Cryptococcus neoformans, Mycoplasma pneumonia, Streptococci,* Adenovirus, choroby zakaźne, robaki w prawym płucu. Bakterie, trematy, procesy psychosomatyczne uzyskano w pęcherzu żółciowym, bakterie tj. *Escherichia*, procesy psychosomatyczne w trzustce - śledzionie, *Ancylostoma duodenale*, procesy psychosomatyczne w żołądku, bakterie, grzyby, wirus RNA,

Ascaris female lumb, okrągłe i płaskie robaki w jelicie cienkim, bakterie, *Guardia lamlia* w dwunastnicy. Bakterie takie jak *Candida albicans, Candida glabrata, Enterokoki, Streptococcus fecal,* robaki okrągłe i płaskie jak *Trichinose, Trichuris trichiura, Dientamoeba fragilis*, procesy psychosomatyczne w górnej części jelita grubego oraz bakterie takie jak *Candida albicans, Enterokoki, Streptococci, Enterobius verm, Entamoeba coli, Staphylococcus aureus* w dolnej części jelita grubego. Bakterie takie jak *Streptococcus piogen, Staphylococcus aureus, pierwotniaki*, zapalenie nerek występowały w nerce lewej, bakterie takie jak *Peptostreotokoki, Streptocococci, Staphylococcus aureus, Streptococcus hemolyt były w macicy* lewej, a bakterie takie jak *Chlamydia, Escherichia, Streptococci, Streptococcus piogen*, pęcherzyk jajnika były w macicy prawej. Bakterie takie jak *Candida glabrata, Candida robusta, Streptococcus piogen, Mycot fluor, Peptokoki* w lewym pęcherzu / jelicie cienkim, bakterie takie jak *Peptokoki* i *Streptokoki* były w prawym pęcherzu / jelicie cienkim. Niedobór hormonów, jak Molibdenu spełnione. D200, niedobór fermentu jak cynk. D200, niedobór mikroelementów jak kobalt spotkał. D200 zostały uzyskane w lewym układzie odpornościowym / gruczołu mlekowego, niedobór hormonów, jak Molibdenu spełnione. D200, niedobór fermentu jak cynk. D200, niedobór mikroelementów jak Cuprum spotkał.

D200, procesy psychosomatyczne były w prawidłowym układzie odpornościowym / gruczole sutkowym.

Po 5 minutach poziomej biorezonansowej terapii, energia wzrosła, ale nadal dwie czakry były otwarte, jak widać w drugiej części rysunku 32. Powiedziała, że zdenerwowała się po przeżyciu traumy lata temu.

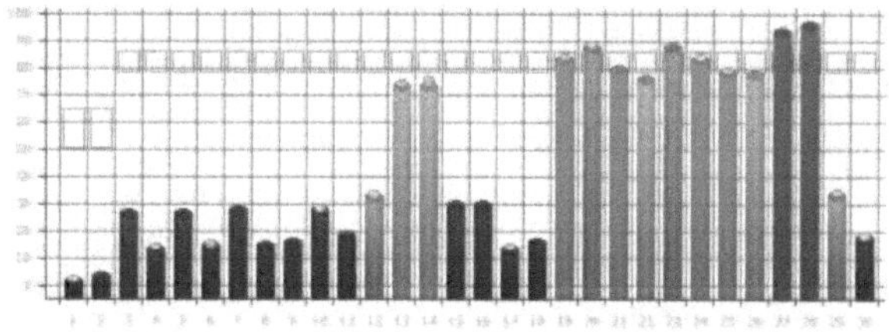

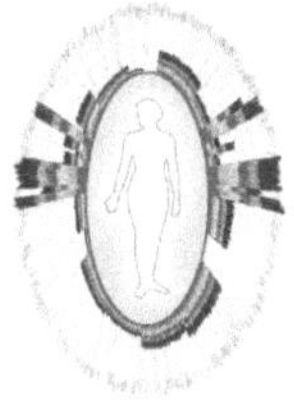

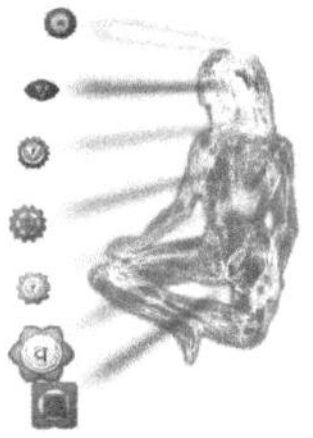

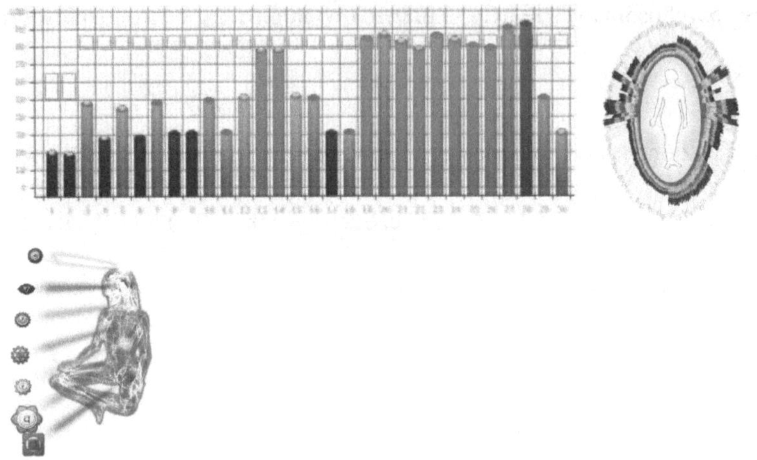

Rysunek 32. Wyniki analizy córki w trzeciej grupie.

III.2.3. *Wyniki analizy czwartej grupy*

W czwartej grupie (IV) były dwie osoby. Zgodnie z wynikami analizy pierwszej osoby jako córki drugiego wuja "matki" w pierwszej grupie (I), ogólnie organizm był normoenergetyczny oprócz niższego poziomu zatrucia egzogennego i endogennego, obciążenia promieniowaniem i normotonii układu nerwowego, odpornościowego, limfatycznego i hormonalnego, pomimo uszkodzenia jelit, krwi i limfy. Ponadto w migdałku prawym znajdowały się adenowirusy, wirusy w prawej tarczycy, bakterie w prawym płucu, żołądku, jelicie cienkim i prawej nerce. Bakterie tj. *Gelicobacter pylori* oraz okrągłe i płaskie robaki znajdowały się w dwunastnicy, a bakterie szczególnie *Staphylococci* w dolnej części jelita grubego, bakterie szczególnie *Escherichia* w prawym pęcherzu/jelicie cienkim. Dlatego też, tylko przy 5-minutowej poziomej terapii pasywnym biorezonansem, wszystkie kolumny na wykresie zbliżyły się do optymalnych poziomów, wszystkie 7 czakr stały się otwarte, jak widać w drugiej części rysunku 33. Ponadto, powiedziała, że podczas analizy czuła poruszającą się w jej ciele energię, wypełnioną wysoką energią, czuła, że ból głowy i szyi został usunięty tuż po analizie. Powiedziała również, że zmieniła swoje życie, straciła na wadze, przyjęła motto jako pozytywne myślenie i marzenie w swoim życiu, a także nauczyła tego swoją córkę po przeżyciu traumy.

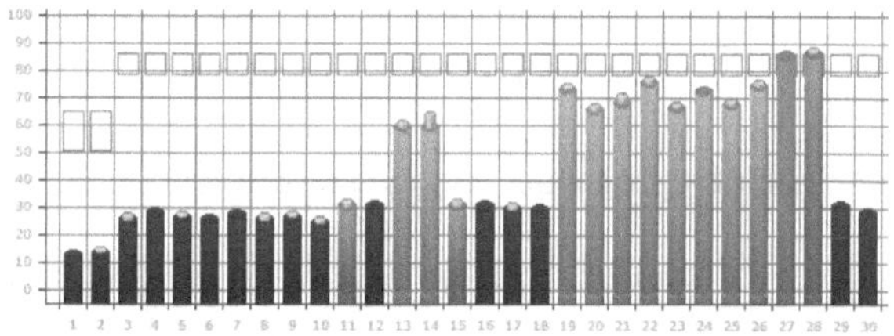

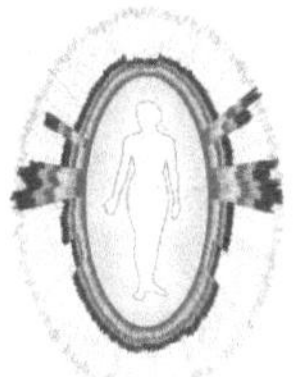

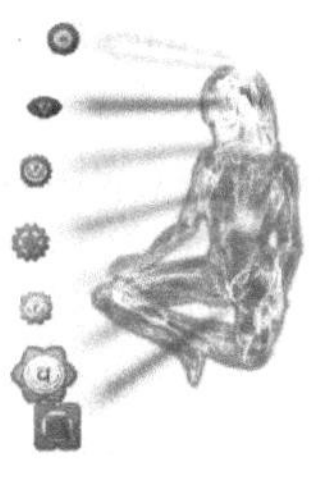

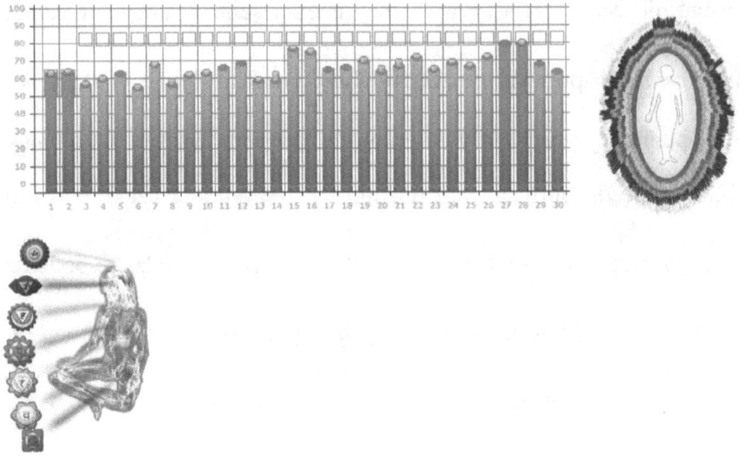

Rysunek 33. Wyniki analizy pierwszej osoby z czwartej grupy.

Następnie przeanalizowano żonę jej brata jako drugą osobę w tej grupie. Podobnie, ogólnie rzecz biorąc, organizm był normoenergetyczny z niższym poziomem zużycia układu nerwowego i odpornościowego oraz normotonii układu limfatycznego i hormonalnego. Chociaż egzogenne, endogenne zatrucie i ładunek promieniowania były wysokie oprócz uszkodzenia jelita, krwi i limfy, aura była dobra i czakry z wyjątkiem sakralnych i trzeciego oka były otwarte, jak widać na rysunku 34. Ponadto stwierdzono obecność bakterii w jelicie cienkim, bakterie i choroby zakaźne w nerce prawej oraz bakterie, w szczególności *paciorkowce, w* macicy. Były niedobory hormonów, jak Molybdaenum spotkał. D200 w prawym układzie odpornościowym / gruczole sutkowym. Radzono jej rzucić palenie i zmniejszyć nadmierne korzystanie z telefonów komórkowych oraz chronić się przed tym rodzajem promieniowania elektromagnetycznego.

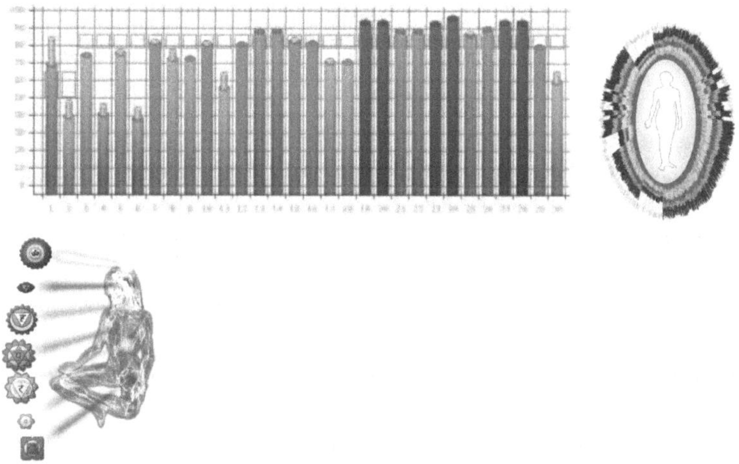

Rysunek 34. Wyniki analizy drugiej osoby z czwartej grupy.

III.2.4. *Wyniki analizy piątej grupy*

W tym studium przypadku przeanalizowano odpowiednio piątą grupę (V) z 4 osób jako wnuczka siostry babci "matki" w pierwszej grupie (I), męża tej wnuczki, córki brata tej wnuczki, córki ciotki tej wnuczki. W rzeczywistości, członkowie tej rodziny byli drobnymi rolnikami lub ogrodnikami, z wyjątkiem młodej dziewczyny, która jako trzecia osoba w tej piątej grupie (V) ukończyła uniwersytet i szukała pracy. Te trzy osoby martwiły się o opiekę nad starszymi rodzicami, a młoda dziewczyna obawiała się o znalezienie pracy i swoją przyszłość. Podczas analizy osoby te odetchnęły z ulgą, gdy zobaczyły swoje dobre zdrowie na ekranie komputera, a dziewczyna dostała energię życiową po biernej terapii biorezonansowej.

Według wyników analizy pierwszej osoby, organizm był normoenergetyczny z dobrą aurą i wszystkie czakry z wyjątkiem czakry koronowej były otwarte, jak widać na rysunku 35. Układ nerwowy, limfatyczny i hormonalny były w normotonii i zatruciach egzogennych i endogennych, obciążenie promieniowaniem i zużycie układu odpornościowego były na najniższym poziomie z uszkodzeniami jelit, krwi i limfy.

W lewej półkuli mózgu znajdowały się bakterie i wirusy takie jak *Aspergillus fumigatus, Kingella, gronkowce* i *paciorkowce, a w* prawej - układ krwionośny, bakteric, wirusy i grzyby takie jak *Aspergillus niger, Kingella* były w prawej półkuli mózgu. Bakterie takie jak *Candida albicans, Actinomyces israelii, Chlamydia, Streptococci*, Adenovirus, polipy znaleziono w lewej zatoce, bakterie i grzyby takie jak *Chlamydia, Streptococci, Staphylococcus aureus, Streptococcus heemolyt*,

Adenovirus, polipy były w prawej zatoce. W części lewej otrzymano migdałki, bakterie i grzyby takie jak *Candida albicans, Candida glabrata, Chlamydia, Streptococci, Streptococcus haemolyt,* a w części prawej bakterie, wirusy i grzyby, zwłaszcza *Candida glabrata.* Dla tarczycy, były wirusy Adenowirus, procesy psychosomatyczne, Struma-cyste w lewej części i wirusy, procesy psychosomatyczne, Struma nodosa gruczolaka w prawej części. Bakterie, grzyby, wirusowe DNA, *Mycosis oris, Chlamydia,* Adenovirus, *Staphylococcus aureus, Staphylococci* i *Streptococci* toksyny stwierdzono w uchu lewym - zęby, bakterie, *Mycosis oris*, Adenovirus, paradontoza w uchu prawym - zęby. W sercu występowały bakterie, wirusy, grzyby, powikłania wirusowe RNA, Albicans i Nigerason, zwłaszcza *paciorkowce w* lewej części i bakterie, grzyby, wirus RNA jako Albicans i Nigerason powikłania, zwłaszcza *paciorkowce w* prawej części. Bakterie, wirusy, wirusowe DNA, *Aspergillus fumigatus, Streptococci,* Adenowirus, choroby zakaźne, robaki znaleziono w lewym płucu, bakterie, wirusy, wirusowe DNA , *Aspergillus fumigatus, Cryptococcus neoformans, Mycoplasma pneumoniae, Streptococci*, Adenowirus, choroby zakaźne, robaki były w prawym płucu. W pęcherzu żółciowym występowały bakterie i trematody jak *Clonorchis metacercane, Giardia lamblia, Lamblia intestinalis*, bakterie jak *Escherichia*, procesy psychosomatyczne w trzustce - śledzionie oraz bakterie jak *Candida albicans, Campylobacter coli, Ancylostome duodenal*, niedobór fermentu jak Zincum met. D200, procesy psychosomatyczne w żołądku. Występowały bakterie, wirusy, robaki okrągłe i płaskie jak *Campylobacter jejunum, Escherichia, Ascaris lumb female, Enterovirus coxsackie, procesy* psychosomatyczne, alergie pokarmowe w jelicie cienkim, bakterie, pierwotniaki, grzyby, robaki okrągłe i płaskie jak *Candida albicans, Candida glabrata*, tęgoryjce, *Giardia lamblia,* procesy psychosomatyczne, alergie pokarmowe w dwunastnicy. W jelicie grubym, bakterie, grzyby, *Candida glabrata, Escherichia, Proteus, Enterobius verm, Oxyuren, Trichuris trichura, Entamoeba coli, w części górnej stwierdzono procesy psychosomatyczne,* a w części dolnej bakterie, pierwotniaki, Candida *albicans, Candida glabrata, Campylobacter coli, Escherichia, Streptococci, Trichinose, Entamoeba coli,* procesy psychosomatyczne, alergie pokarmowe. Bakterie takie jak *Streptococci*, choroby zakaźne, zapalenie nerek uzyskano w nerce lewej, a bakterie takie jak *Escherichia, Streptococcus fecal, Streptoccus piogen, Streptococcus hemolyt, Staphylococcus aureus,* choroby zakaźne, zapalenie nerek były w nerce prawej. Były to bakterie, *Chlamydia trach, Eschrechia, Peptostreotokoki, Proteus, Streptococci*, choroby ginekologiczne, torbielak jajnika w macicy lewej oraz bakterie takie jak *Chlamydia trach, Eschrechia, Peptococci, Peptostreotokoki* w macicy prawej. Występowały również bakterie tj. *Candida robusta*, choroby zakaźne, robaki w lewym pęcherzu / jelicie cienkim, bakterie, grzyby takie jak

Candida glabrata, Streptococcus fecal, Streptococcus gołębia, Fluor albus w prawym pęcherzu / jelicie cienkim, choroby ginekologiczne, niedobór hormonów jak Molibden. D200, niedobór mikroelementów jak Cuprum spotkał. D200, alergie pokarmowe jak Acidum formicum D6 w lewym układzie odpornościowym / gruczołu mlekowego, niedobór hormonów jak Molibdenu spełnione. D200, niedobór mikroelementów jak kobalt spotkał. D200 i Cuprum się spotkały. D200, alergie pokarmowe jako Acidum formicicum D6 w lewym układzie odpornościowym / gruczole mlekowym.

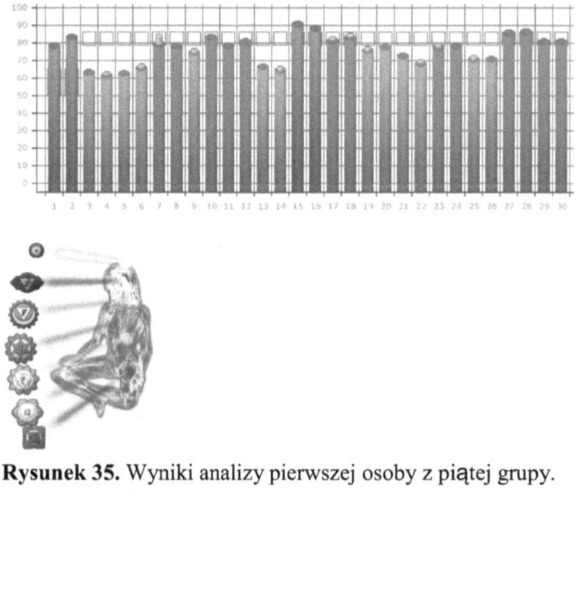

Rysunek 35. Wyniki analizy pierwszej osoby z piątej grupy.

Następnie przeanalizowano drugą osobę, która była mężem pierwszej osoby i stwierdzono, że jest ona podobnie normoenergenetyczna z bardzo dobrą aurą i wszystkie czakry były otwarte, jak widać na rysunku 36. I podobnie, układ nerwowy, limfatyczny i hormonalny były w normotonii i zatruciach egzogennych i endogennych, obciążenie promieniowaniem i zużycie układu odpornościowego były na najniższym poziomie z uszkodzeniami jelit, krwi i limfy.

W lewej półkuli mózgu - krwiobieg i bakterie, wirusy, grzyby jak *Aspergillus niger, Kingella, Streptococci, Enterovirus coxsackie,* procesy psychosomatyczne w prawej półkuli mózgu - krwiobieg. Bakterie, wirusy, grzyby tj. *Chlamydia, Staphylococcus haemolyt stwierdzono w* lewej zatoce, a bakterie, grzyby, DNA wirusa jak *Actinomyces israelii, Chlamydia,* Adenovirus, *Staphylococcus haemolyt,* Osteosinusitis maxillaries były w prawej zatoce. Były tam bakterie takie jak *paciorkowce*, grzyby w migdałku lewym i bakterie, wirusy w migdałku prawym. Wirusy, DNA wirusa, adenowirus, Struma-cyste otrzymano w tarczycy, a bakterie takie jak *Mycosis oris, Chlamydia, Streptococcus heemolyt* były w uszach - zębach. W sercu występowały bakterie, wirus RNA, powikłania albicansowe i nigerazonowe, *paciorkowce, Enterovirus coxsackie w* części lewej oraz bakterie, powikłania albicansowe, *paciorkowce, Enterovirus coxsackie* w części prawej. W płucach występowały bakterie, wirusy, wirusowe DNA, zwłaszcza *Mycoplasma pneumonia, Streptococcus hemolyt* w lewej części i bakterie, grzyby, zwłaszcza *Candida albicans, Histoplasm, Streptococci* w prawej części. Bakterie *Candida albicans, Candida glabrata, Streptococci, Clonorchis metacercana* stwierdzono w pęcherzu żółciowym, bakterie, wirus RNA, zwłaszcza *Escherichia*, niedobór fermentu w miarę spełniania się cynku. D200, alergie pokarmowe jako Acidum formicum D6 występowały w trzustce - śledzionie, bakterie tj. *Candida glabrata,* niedobór fermentu jak Cynk. D200, procesy alergiczne jak Histaminum D60 występowały w żołądku, bakterie jak *Campylobacter jejunum, Enterokoki*, okrągłe i płaskie robaki były w jelicie cienkim, a bakterie pierwotniaki jak *Candida albicans, Giardia lambda* były w dwunastnicy. W jelicie grubym występowały bakterie, *Candida albicans, Candida glabrata, Camphylobacter coli, Enterokoki, Streptococci, Oxyuren, Trichuris trichiura w części* górnej oraz bakterie, grzyby, *Campylobacter coli, Enterobius verm, Trichinose*, procesy psychosomatyczne w części dolnej. Dla nerek w części lewej uzyskano bakterie, choroby zakaźne, a w części prawej bakterie jak *Chlamydia trach, Streptococci.* Bakterie jak *Escherichia, Peptostreotokoki, Proteus występowały* w prostacie prawej, bakterie jak *Escherichia, Peptokoki, Streptokoki*, robaki były w pęcherzu lewym/jelicie cienkim, bakterie jak *Candida albicans, Candida glabrata,* choroby zakaźne, robaki były w pęcherzu prawym/jelicie cienkim. Były niedobory hormonów, jak Molibdenu spotkał. D200, niedobór witamin jak Manganum spotkał. D200, niedobór mikroelementów jak Cuprum spełnione. D200, alergie pokarmowe jak Acidum formicum D6, procesy psychosomatyczne w lewym układzie odpornościowym / limfatycznym i niedobór hormonów jak Molibdenu spełnione. D200, niedobór fermentu jak cynk. D200 w prawym układzie odpornościowym / limfatycznym.

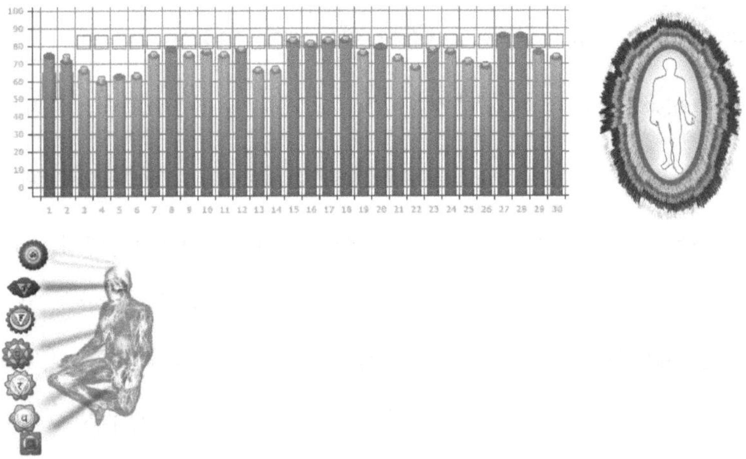

Rysunek 36. Wyniki analizy drugiej osoby z piątej grupy.

Zgodnie z wynikami analizy trzeciej osoby, była ona hipoenergetyczna, z otwartą tylko czakrą sakralną, jak widać w pierwszej części rysunku 37. Stwierdzono niski poziom zużycia układu nerwowego, odpornościowego, limfatycznego i hormonalnego oraz obciążenie promieniowaniem z uszkodzeniem krwi i limfy, ale nie stwierdzono zatrucia egzogennego i endogennego oraz uszkodzenia jelit.

W lewej półkuli mózgu - układzie krążenia krwi oraz bakterie, zwłaszcza *asteroidy Nocardia, streptokoki, Enterovirus coxsackie,* procesy psychosomatyczne w prawej półkuli mózgu - układzie krążenia krwi. Bakterie tj. *Actinomyces israelii,* Sinusitis frontal stwierdzono w lewej zatoce, bakterie, wirusowe DNA tj. *Chlamydia,* Adenowirus, *Streptococcus heemolyt,* Sinusitis maxillaries były w prawej zatoce. W lewej części uzyskano migdałki, bakterie, adenowirus, Tonsilla palatine, a w prawej bakterie, wirusy, wirusowe DNA tj. Candida *glabrata, Chlamydia, streptokoki. W tarczycy znajdowały się wirusy*, wirusowe DNA, adenowirusy, wirusy w uchu lewym - zęby i bakterie, wirusowe DNA tj. *chlamydia, paciorkowce* w uchu prawym - zęby. W lewej części znaleziono bakterie, wirusy, grzyby, powikłania nigerazonowe, procesy psychosomatyczne, a w prawej bakterie: *Staphylococcus aureus, Streptococcus hemolyt. W* płucach po lewej stronie znajdowały się bakterie, grzyby, zwłaszcza *Cryptococcus neoformans,* a po prawej stronie bakterie, grzyby, *Aspergillus fumigates, Streptococci*, Adenovirus. Bakterie, grzyby takie jak *Esherichia, Clonorchis metacercana*, Ductus hepaticus znaleziono w pęcherzu żółciowym, bakterie, wirusy były w trzustce - śledzionie, bakterie, robaki okrągłe i płaskie, zwłaszcza Candida *albicans, Candida glabrata, Anchlostome duodenale* były w żołądku, bakterie, wirusy i.e. *Candida glabrata,* tęgoryjce znajdowały się w jelicie cienkim, a bakterie tj. *Escherichia*, procesy psychosomatyczne w dwunastnicy. Dla jelita grubego otrzymano bakterie, *Candida albicans, Enterobacteria, Oxyuren, Trichinose, Dientamoeba fragilis w* części górnej i bakterie, grzyby, *Enterobacteria, Proteus, Oxyuren, Trichuris trichiura, Entermoeba coli w części* dolnej. W nerce lewej występowały bakterie: *Escherichia, Staphylococcus auresu, Streptococcus hemolyt,* choroby zakaźne w nerce prawej. Bakterie, *Chlamydia trach, Proteus, choroby ginekologiczne znajdowały się w* lewej macicy, bakterie, grzyby tj. *Candida albicans, Streptococci, choroby zakaźne*, robaki, choroby ginekologiczne były w pęcherzu lewym/jelicie cienkim, a bakterie jak *Candida robusta, Escherichia, Streptococcus fecal* były w prawym pęcherzu/jelicie cienkim. Były również niedobory hormonów, jak Molibdenu spełnione. D200, niedobór fermentu jak cynk. D200, niedobór mikroelementów jak kobalt spełniony. D200 w lewym układzie odpornościowym / gruczołu mlekowego i niedobór hormonów, jak Molibdenu spełnione. D200, niedobór mikroelementów jak kobalt spełniony. D200 były w prawym układzie odpornościowym /gruczołku sutkowym.

Po 10 minutach biernego biorezonansu aura zwiększyła się i wszystkie czakry z wyjątkiem serca stały się otwarte, co widać w drugiej części rysunku 37. Kiedy zapytano ją, czy czuje wzrost energii podczas terapii, odpowiedziała nie, ale już kilka minut później założyła makijaż i ubrała się, żeby wyjść.

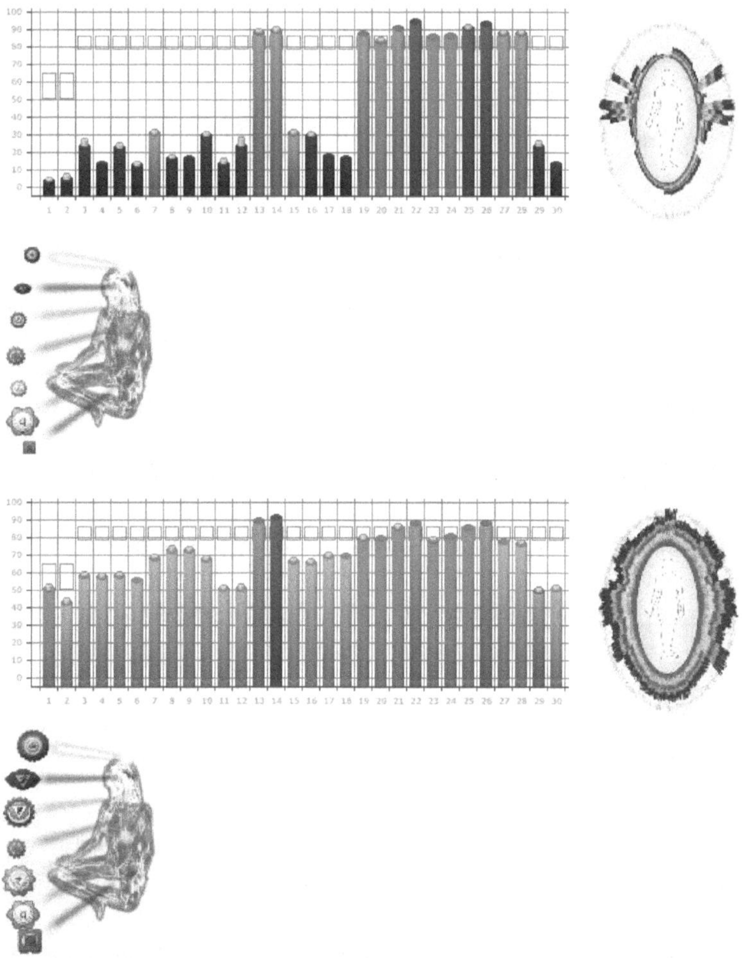

Rysunek 37. Wyniki analizy trzeciej osoby z piątej grupy.

Wyniki analizy czwartej osoby również były podobne do wyników dwóch pierwszych osób. Była normoenergetyczna z dobrą aurą i wszystkie czakry z wyjątkiem splotu słonecznego i korony były otwarte, jak widać na rysunku 38. Układy nerwowy i limfatyczny były w normotonii i zatruciach egzogennych i endogennych, ładunek promieniowania i zużycie układu odpornościowego były na najniższym poziomie, a zużycie układu hormonalnego było w średnim - wysokim poziomie z uszkodzeniami jelit, krwi i limfy.

W lewej półkuli mózgu występowały wirusy, wirus RNA, Kingella, *Enterovirus coxsackie - układ krwionośny* i bakterie, *asteroidy Nocardia, Kingella, streptokoki* w prawej półkuli mózgu - układ krwionośny. W części lewej uzyskano bakterie, grzyby tj. *Candida albicans, Streptococci,* Sinusitis maxillaries, a w części prawej bakterie, wirusy, grzyby tj. *Streptococci. W migdałkach występowały* bakterie, wirusy, grzyby, wirusowe DNA, zwłaszcza *Candida albicans, Candida glabrata, Chlamydia, Streptococcus hemolyt w* lewej części i bakterie jak *Chlamydia w* prawej. Wirusy, adenowirusy stwierdzono w tarczycy, bakterie, zwłaszcza *Mycosis oris, Staphylococcus aureus, Streptococcus hemolyt* były w prawym uchu - zęby i bakterie, wirusy, grzyby, wirus RNA, powikłania albicans były w prawym sercu. W lewym płucu występowały bakterie, wirusowe DNA, *Cryptococcus neoformans,*

Staphylococcus aureus oraz bakterie, grzyby tj. *Histoplasma, Mycoplasma pneumonia* w prawym płucu. Procesy psychosomatyczne uzyskano w wątrobie, bakterie, pierwotniaki, *Candida glabrata, Clornorhis metecercane, Giardia lamblia, Lamblia intestinalis,* procesy psychosomatyczne występowały w pęcherzu żółciowym, bakterie, zwłaszcza *Escherichia, Enterovirus coxsackie,* niedobór fermentu w miarę napotykania cynku. D200 były w trzustce - śledzionie, bakterie, grzyby jak *Campylobacter coli, Ancylostoma duodenale* były w żołądku, bakterie, wirus RNA, okrągłe i płaskie robaki jak *Candida albicans, Staphylococcus aureus, Ascaris żeńskie lumb były w jelicie* cienkim i bakterie, tęgoryjce, alergie pokarmowe jak Acidum formicum D6 były w dwunastnicy. W jelicie grubym występowały bakterie, okrągłe i płaskie robaki, *Candida albicans, Candida glabrata, Enterobacter, Oxyuren, Dientamoeba fragilis w* górnej części oraz bakterie, pierwotniaki, grzyby, *Escherichia, Trichinose, Entamoeba coli w* dolnej części. Były tam bakterie jak *paciorkowce* w lewej nerce i bakterie jak *Escherichia,* zapalenie nerek w prawej nerce. W przypadku macicy w lewej części stwierdzono bakterie: *Chlamydia trach, Peptococci,* a w prawej - choroby ginekologiczne. W lewym pęcherzu / jelicie cienkim znajdowały się bakterie, grzyby tj. Mycol *fluor* oraz bakterie jak *Candida robusta, Mycol fluor, Escherichia,* choroby zakaźne, robaki były w prawym pęcherzu / jelicie cienkim. Choroby ginekologiczne, niedobór hormonów, jak Molibdenu spełnione. D200, niedobór fermentu jak cynk. D200, procesy psychosomatyczne zostały uzyskane w lewy układ odpornościowy / gruczoł sutkowy, i niedobór hormonów, jak Molibdenu spełnione. D200, niedobór mikroelementów jak Cuprum spotkał. D200, procesy psychosomatyczne były w prawidłowym układzie odpornościowym / gruczole sutkowym.

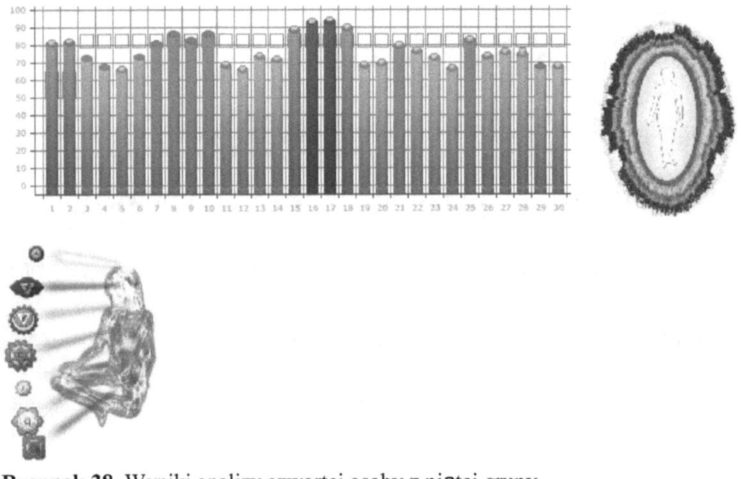

Rysunek 38. Wyniki analizy czwartej osoby z piątej grupy.

III.2.5. ***Wyniki analizy szóstej grupy***

W szóstej grupie (VI) było 5 osób, które były synem brata dziadka "matki" w pierwszej grupie (I), analizowano odpowiednio żonę tego syna, siostrę żony tego syna, siostrę tego syna i żonę brata męża siostry tego syna.

Jak widać na rysunku 39, aura pierwszej osoby była dobra, z otwartymi czakrami korzeni, kości krzyżowej, gardła i trzeciego oka, ale był hiperenergetyczny, chociaż nie było zatrucia egzogennego i endogennego, nie było uszkodzenia jelita i limfy. Oprócz normotonii układu nerwowego i limfatycznego, występował niski poziom obciążenia radiacyjnego oraz średnio-wysokie zużycie układu odpornościowego i hormonalnego z uszkodzeniem krwi. Ponadto w lewej półkuli mózgu występowały bakterie, grzyby i wirusowe RNA - układ krążenia krwi, bakterie w prawej zatoce i migdałku lewym, zwłaszcza *Candida albicans* i *Candida glabrata w migdałku* prawym. Bakterie znaleziono w lewym sercu, *Candida glabrata* były w jelicie cienkim, *Gelicobacter pylori* były w dwunastnicy, *Streptococci* byli w dolnej części jelita grubego i niedobór mikroelementów jak kobalt spotkał. D200 były w lewym układzie odpornościowym /chłonce. Powiedział, że niepokoiły go problemy ekonomiczne rodziny.

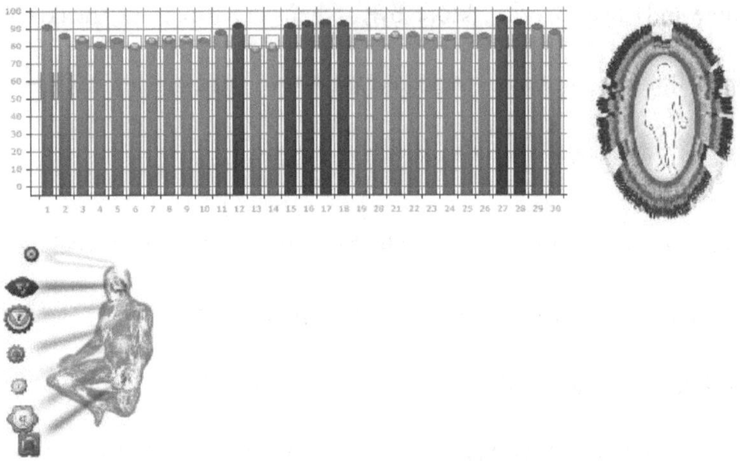

Rysunek 39. Wyniki analizy pierwszej osoby w szóstej grupie.

Następnie, druga osoba jako żona pierwszej osoby została przeanalizowana. Ona była hipoenergetyczna z wszystkimi czakrami blisko, jak widać w pierwszej części rysunku 40. Stwierdzono wysoki poziom zatrucia egzogennego i endogennego, obciążenie promieniowaniem i wysoki poziom zużycia układu odpornościowego oraz średni poziom zużycia układu nerwowego, limfatycznego i hormonalnego z uszkodzeniem jelit, krwi i limfy. Były też bakterie w migdałku lewym, wirusy w tarczycy prawej, adenowirusy i wirusy w uchu lewym - zęby, bakterie w lewym sercu i pęcherzu żółciowym, bakterie i wirusy w lewym płucu, bakterie zwłaszcza *gronkowce* i *paciorkowce w nerce lewej, zapalenie* nerek w nerce prawej, bakterie i grzyby, zwłaszcza Streptococcus *fecal, Streptococcus piogen*, niedobór fermentu w miarę spełniania się cynku. D200 w lewym układzie odpornościowym /gruczołku piersiowym. Po 10 minutach poziomej biernej biorezonansu energia wzrosła, a czakram korony otworzył się, jak widać w drugiej części rysunku 40. Powiedziała, że stała się zbyt zmęczona z powodu zbyt dużej pracy.

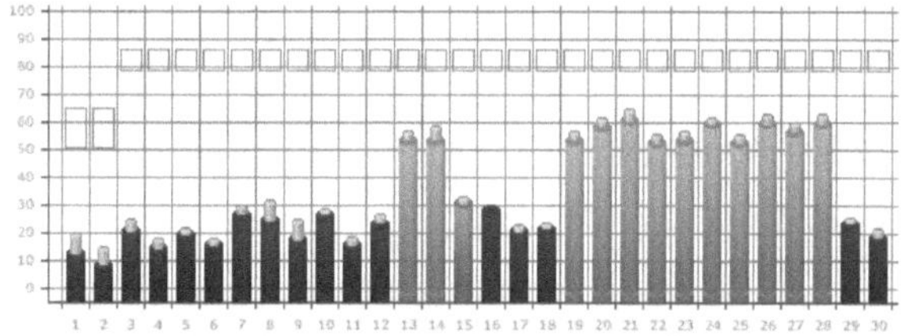

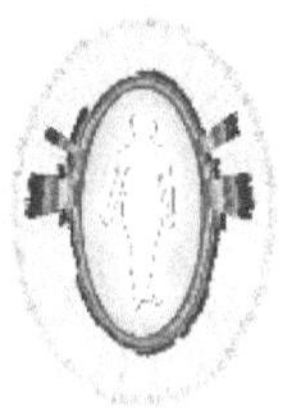

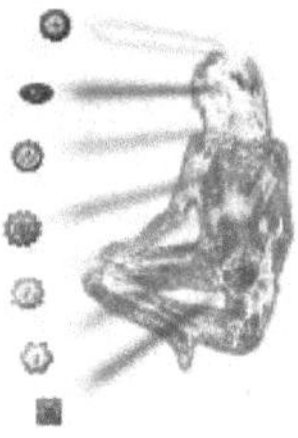

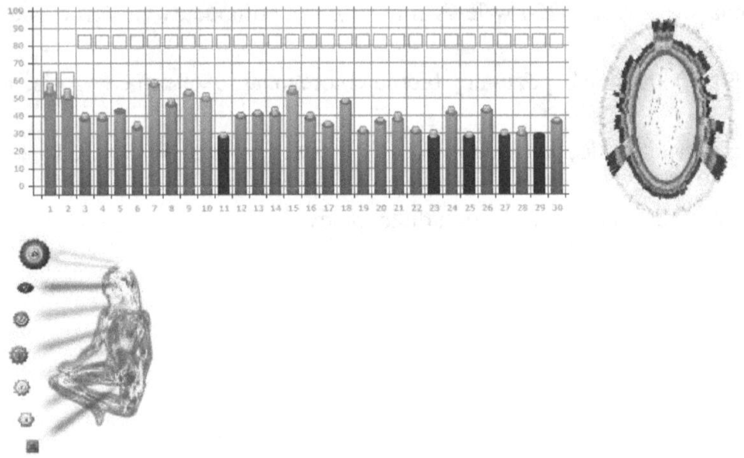

Rysunek 40. Pierwsze wyniki analizy drugiej osoby w szóstej grupie.

Nalegała na kolejną analizę i tak oto jej druga analiza została wykonana trzy dni później. Według tej drugiej analizy była ona nadal hipoenergetyczna, z otwartymi tylko czakrami korzeni i kości krzyżowej, jak widać w pierwszej części rysunku 41. Stwierdzono niski poziom zatrucia egzogennego i endogennego, średni poziom obciążenia radiacyjnego i średni poziom zużycia układu odpornościowego i nerwowego oraz niski poziom zużycia układu limfatycznego i hormonalnego z uszkodzeniami jelit, krwi i limfy. Po 5 minutach poziomej terapii pasywnym biorezonansem energia wzrosła, ale z bliskimi czakramami, jak widać w drugiej części rysunku 41.

To małżeństwo małżonków (pierwsza i druga osoba) zostało doradzone, aby zrównoważyć energię między nimi, na przykład w godzinach pracy, itp. Co więcej, zdała sobie sprawę ze swojej sytuacji i w związku z tym powiedziała, że postanowiła rzucić palenie.

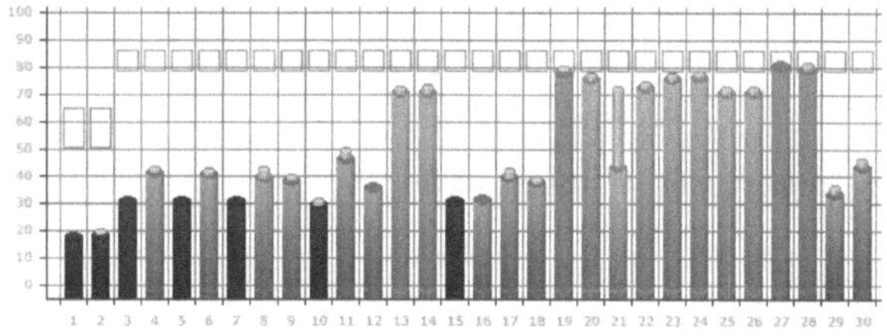

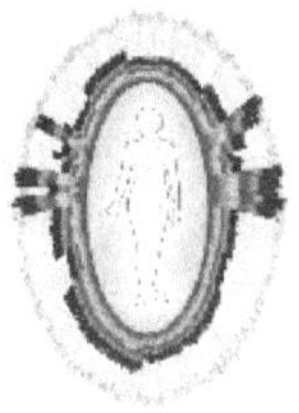

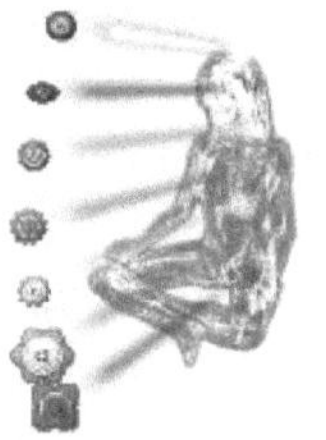

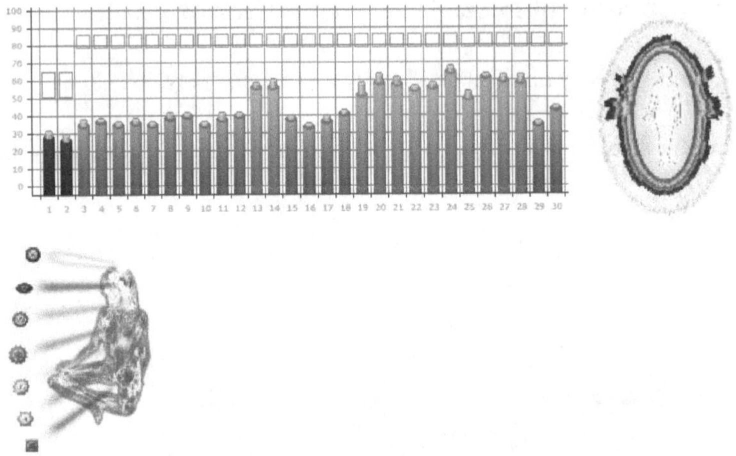

Rysunek 41. Wyniki drugiej analizy drugiej osoby w szóstej grupie.

Trzecią osobą w tej grupie była siostra drugiej osoby. Jak widać w pierwszej części rysunku 42, była ona hipoenergetyczna, z otwartymi tylko czakrami korzeni i kości krzyżowej. Pomimo średniego - wysokiego poziomu zużycia układu nerwowego i odpornościowego oraz obciążenia promieniowaniem, stwierdzono niski poziom zatrucia egzogennego i endogennego, zużycia układu limfatycznego i hormonalnego z uszkodzeniem jelit, krwi i limfy. Były bakterie w mózgu - układ krążenia krwi, zwłaszcza paciorkowce, *Enterovirus coxsackie* w lewej części, bakterie i adenowirus w prawej zatoce, DNA wirusa w prawej tarczycy, bakterie w prawym sercu, *Streptococci kału* w górnej części jelita grubego i niedobór hormonów jak

Molibdenu spełnione. D200, niedobór witamin jak Manganum spotkał. D200, niedobór mikroelementów jak kobalt spełniony. D200 w prawym układzie odpornościowym / gruczołu mlekowego. Po 10 minutach poziomej terapii pasywnym biorezonansem energia wzrosła i wszystkie czakry z wyjątkiem serca i trzeciego oka otworzyły się, jak widać w drugiej części rysunku 42.

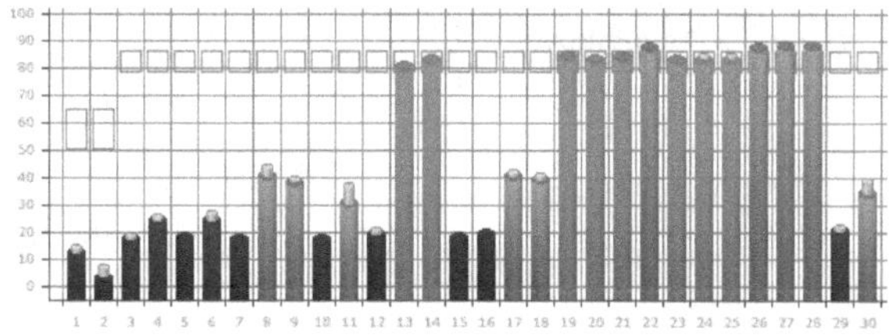

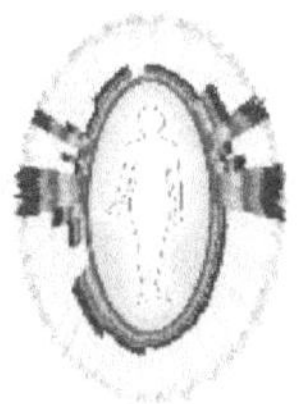

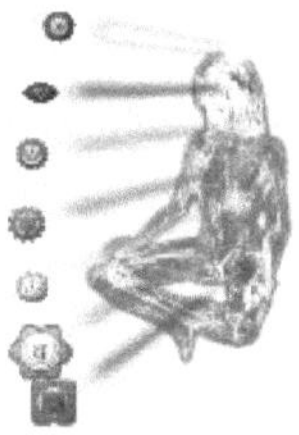

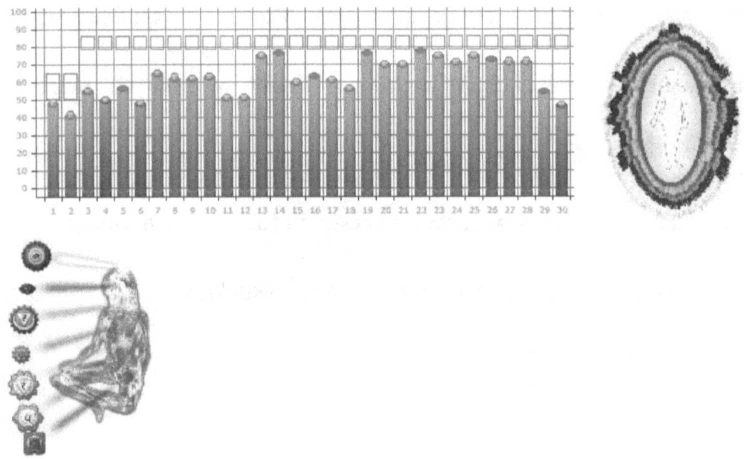

Rysunek 42. Wyniki analizy trzeciej osoby z szóstej grupy.

Czwarta osoba była siostrą pierwszej osoby. Chociaż cały organizm był hipoenergetyczny z otwartymi czakrami korzeniowymi i krzyżowymi, jak widać w pierwszej części ryciny 43, stwierdzono bardzo niski poziom zatrucia egzogennego i endogennego, ładunku promieniowania, zużycia układu nerwowego, odpornościowego, limfatycznego i hormonalnego z uszkodzeniem jelit, krwi i limfy. W lewej półkuli mózgu - układzie krążenia krwi oraz bakterie, wirusy tj. *gronkowce, paciorkowce, Enterovirus coxsackie* w prawej półkuli mózgu - układzie krążenia. Grzyby, *chlamydie otrzymano* w migdałkach prawych, a *Streptococcus fecal, gronkowce, Escherichia, Enterobius verm* były w dolnej części jelita grubego.

Bakterie zostały znalezione w prawej nerce i pęcherzu / jelicie cienkim, niedobór hormonów, jak Molibdenu spełnione. D200, niedobór witamin jak Manganum spotkał. D200 były w lewym układzie odpornościowym /gruczołku piersiowym. Po 5 minutach poziomej terapii pasywnym biorezonansem energia wzrosła, a splot słoneczny i czakry koronowe dodatkowo się otworzyły, jak widać w drugiej części rysunku 43. Podczas tej biernej terapii biorezonansowej powiedziała, że czuje się, jakby leciała i że chce to zrobić ponownie.

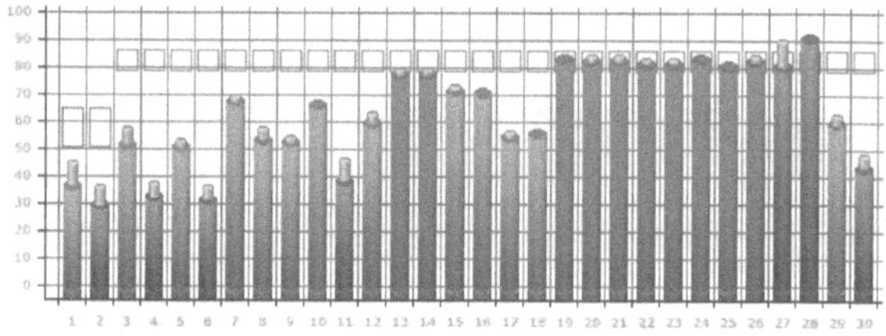

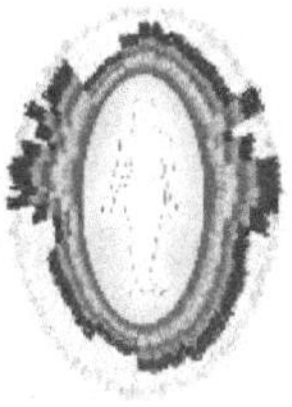

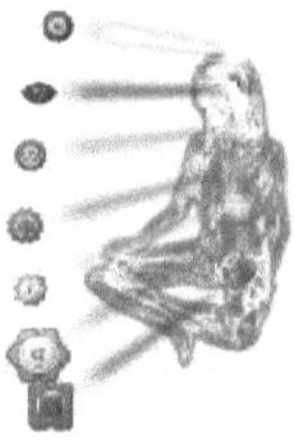

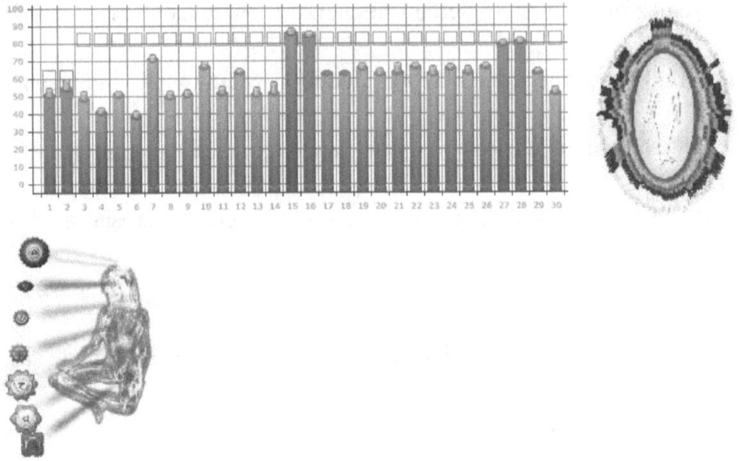

Rysunek 43. Wyniki analizy czwartej osoby z szóstej grupy.

Zgodnie z wynikami analizy piątej osoby, organizm był ogólnie hipoenergetyczny z otwartymi czakrami korzeni, kości krzyżowej i korony, jak widać w pierwszej części ryciny 44. Oprócz normotonii układu limfatycznego i hormonalnego, występował bardzo niski poziom zatrucia egzogennego i endogennego, obciążenia promieniowaniem, zużycia układu nerwowego i odpornościowego z uszkodzeniem jelit, krwi i limfy. W prawej półkuli mózgu znajdowały się bakterie takie jak *Aspergillus niger* - układ krążenia krwi, bakterie w lewej zatoce, migdałku prawym i lewym płucu. Wirusy i DNA wirusa zostały uzyskane w tarczycy, wirusy, *Streptococcus hemolyt* były w prawym płucu i *Candida glabrata*, a *Helicobacter* w żołądku. Bakterie tj. *Streptococcus hemolyt* i choroby zakaźne, odmiedniczkowe zapalenie nerek stwierdzono w nerce prawej, bakterie jak *Peptostreptococci* w macicy prawej i choroby zakaźne, robaki i *Streptococcus fecal* były w pęcherzu lewym / jelicie cienkim. Po 5 minutach poziomej terapii pasywnym biorezonansem energia wzrosła, a czakram splotu słonecznego dodatkowo otworzył się z dobrą aurą, jak widać w drugiej części rysunku 44. Powiedziała, że uprawia sport i myśli pozytywnie.

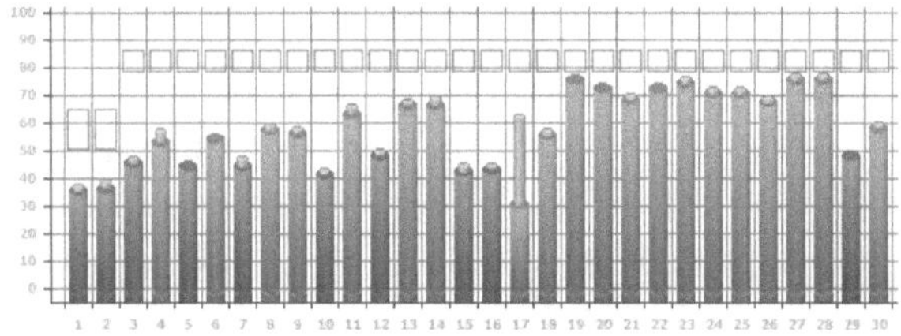

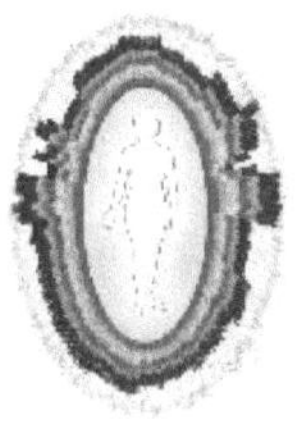

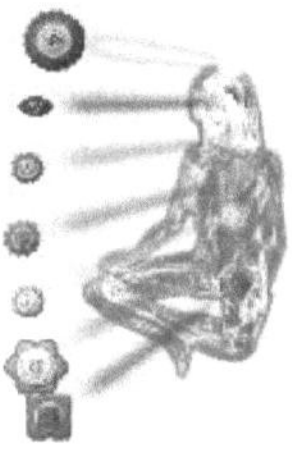

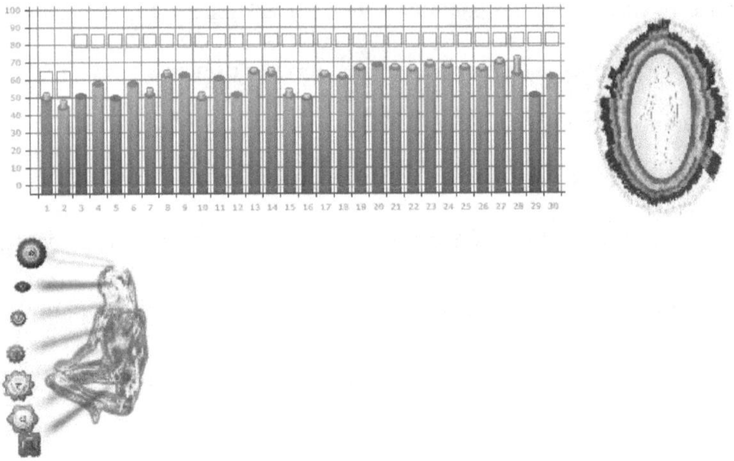

Rysunek 44. Wyniki analizy piątej osoby z szóstej grupy.

III.3. Wyniki analizy dla sąsiadów z pierwszej grupy

W tym studium przypadku, jako sąsiedzi pierwszej grupy były 3 grupy rodzin. Analizie poddano odpowiednio: grupę trzynastą (XIII) mającą męża i żonę, grupę czternastą (XIV) mającą matkę, córkę i teściową tej córki, grupę piętnastą (XV) mającą matkę.

Zgodnie z wynikami analizy męża z grupy trzynastej (XIII), stwierdzono, że jest on normoenergenetykiem z dobrą aurą i wszystkimi czakrami z wyjątkiem czakry koronowej otwartej, jak widać na rycinie 45. Oprócz normotonii układu limfatycznego i hormonalnego oraz bardzo niskiego poziomu zużycia układu odpornościowego, nie stwierdzono zatrucia egzogennego oraz bardzo niskiego poziomu zatrucia endogennego i ładunku promieniowania. Występowało jednak średnie - wysokie zużycie układu nerwowego z uszkodzeniami jelit, krwi i limfy.

Były to bakterie, grzyby, wirus RNA, *Aspergillus niger, Nocardia asteroides, Kingella, Streptoccocci, Enterovirus coxsackie* w lewej półkuli mózgu - układ krążenia krwi oraz bakterie jak *Aspergillus niger, Kingella, Streptoccocci* w prawej półkuli mózgu - układ krążenia krwi. Dla zatoki, bakterie, wirusy, wirusowe DNA, zwłaszcza *Actinomyces Israelii, Chlamydia, Streptococci,* Adenovirus zostały znalezione w lewej części i bakterie, wirusy, wirusowe DNA, grzyby, zwłaszcza *Candida albicans, Actinomyces Israelii, Chlamydia,* Adenovirus, polipy były w prawej części. Były tam bakterie, wirusy, grzyby, DNA wirusa w prawym migdałku i wirusy jak adenowirus, procesy psychosomatyczne w tarczycy. Bakterie, wirusowe DNA, zwłaszcza *paciorkowce, adenowirus, paradontoza* zostały uzyskane w lewym uchu - zęby i bakterie, grzyby, wirusowe DNA, zwłaszcza *Mycosis oris, Chlamydia, paciorkowce,* adenowirus, paradontoza były w prawym uchu - zęby. W sercu występowały bakterie, wirusy, zwłaszcza *paciorkowce w* lewej części oraz bakterie, wirusy, powikłania nigerasonowe, *paciorkowce, Enterovirus coxsackie* w prawej części. Wirusy, grzyby, DNA wirusa, Adenowirus zostały znalezione w lewym płucu, procesy psychosomatyczne były w wątrobie, bakterie, grzyby, *Lamblia intestinalis* były w pęcherzu żółciowym i bakterii, wirusy, wirus RNA, niedobór fermentu jak cynk spełnione. D200, procesy alergiczne jak Histaminum D60, procesy psychosomatyczne występowały w trzustce - śledzionie. Były tam bakterie, grzyby, zwłaszcza *Candida glabrata, Helicobacter*, niedobór fermentu w miarę napotykania cynku. D200, alergia pokarmowa jako Acidum formicicum D60, procesy psychosomatyczne w żołądku, bakterie, zwłaszcza *Candida glabrata, Campylobacter jejunum* w jelicie cienkim i bakterie, robaki okrągłe i płaskie, zwłaszcza *Candida albicans, Candida glabrata* w dwunastnicy. Bakterie, grzyby, robaki okrągłe i płaskie, *Campylobacter coli, Enterococci, Trichuris trichina, Dientamoeba frangilis, Entamoeba coli,* procesy psychosomatyczne zostały uzyskane w górnej części jelita grubego i bakterie, *Chlamydia trach, Peptostreotokoki, Staphylococcus aureus* były w prostacie. Były bakterie jak *Candida robusta, Mycot fluor, Escherichia, Peptokoki*, choroby zakaźne, robaki, hamorhoiden w lewej drabinie / jelita cienkiego, bakterie, grzyby, zwłaszcza *paciorkowce* w prawej drabinie / jelita cienkiego i niedobór hormonów jak Molibdenu spełnione. D200, niedobór witamin jak Manganum spotkał. D200, niedobór mikroelementów jak kobalt. D200 i Cuprum się spotkały. D200 w układzie odpornościowym / układzie limfatycznym.

Powiedział, że myśli pozytywnie, pozbył się negatywnych ludzi ze swojego życia, potrafił odgadnąć charakter ludzi, zawsze myślał o przyczynach tego, co się działo, ale trochę obawiał się kolejnego kroku jako duchowości i dlatego radzono mu, aby poszedł dalej.

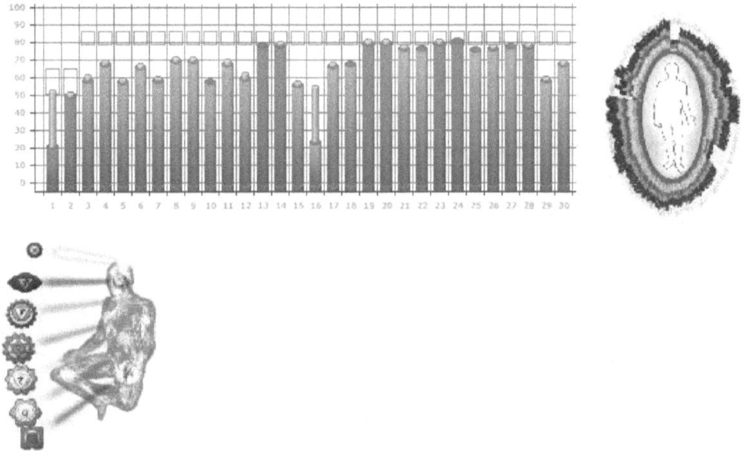

Rysunek 45. Wyniki analizy męża w trzynastej grupie.

Następnie przeanalizowano żonę z grupy trzynastej (XIII) i stwierdzono, że jest hipoenergenetyczna, z otwartą tylko czakrą korzeniową, jak widać w pierwszej części ryciny 46. Stwierdzono bardzo niski poziom zatrucia egzogennego i endogennego oraz średni poziom obciążenia radiacyjnego, ale średni - wysoki poziom zużycia limfy, układu nerwowego, hormonalnego, układu odpornościowego z uszkodzeniem jelit, krwi i limfy.

W lewej półkuli mózgu występowały bakterie, zwłaszcza *Aspergillus niger, Aspergillus fumigatus, Streptoccocci,* procesy psychosomatyczne oraz bakterie, wirusy, zwłaszcza *Kingella, Enterovirus coxsackie* w prawej półkuli mózgu - układ krwionośny. W części lewej stwierdzono bakterie, wirusy, grzyby, *Candida albicans, Actinomyces israelii, Chlamydia, Streptococci,* Adenovirus, a w części prawej bakterie, grzyby, zwłaszcza *Staphylococcus auresu, Streptococcus heemolyt,* polipy. Były to bakterie, zwłaszcza *Candida albicans, Chlamydia, Streptococci* w migdałku lewym, wirusy, wirusowe DNA, procesy psychosomatyczne w tarczycy i bakterie, grzyby, wirusy DNA, paradontoza w uszach - zębach. Dla serca, bakterii, wirusów, powikłań Nigerasona uzyskano w lewej części i bakterii, wirusów, powikłań Albicans, szczególnie *streptokoki* w prawej części. W płucach w lewej części stwierdzono bakterie, *Aspergillus fumigatus, Cryptococcus neoformans, Histoplasma,* a w prawej bakterie, wirusy, grzyby, zwłaszcza *Cryptococcus neoformans, Streptococci,* choroby zakaźne, robaki. W wątrobie występowały procesy psychosomatyczne, bakterie, tj. *Staphylococcus aureus* w pęcherzu żółciowym i trzustce - śledzionie, bakterie, zwłaszcza *Candida glabrata, Ancylostoma duodenal, procesy* psychosomatyczne w żołądku, bakterie, wirusy, grzyby, *Campylobacter jejunum, Escherichia*, tęgoryjce, *Enterovirus coxsackie, procesy psychosomatyczne* w jelicie cienkim i bakterie, zwłaszcza *Candida glabrata*, procesy psychosomatyczne w dwunastnicy. Bakterie, grzyby, okrągłe i płaskie robaki, *Candida albicans, Candida glabrata, Campylobacter coli, Enterococci, Enterobius verm, Entamoeba coli* zostały uzyskane w górnej części jelita grubego, bakterie jak *Streptococcus fecal, Staphylococcus aureus* były w nerce i macicy, bakterie i grzyby w lewej drabinie / jelita cienkiego i niedobór hormonów jak Molibden spełnione. D200, niedobór fermentu jak cynk. D200, niedobór witamin jak Manganum spotkał. D200, niedobór mikroelementów jak kobalt. D200 i Cuprum się spotkały. D200 w układzie odpornościowym / układzie limfatycznym.

Para ta powiedziała również, że ich starszy syn w wieku 15 lat nie mógł spać od dzieciństwa. Tak więc częstotliwość bezsenności została mu podana przez aktywną terapię biorezonansową przy pomocy urządzenia ATM - Helper-Personal, a następnego dnia powiedzieli, że w porę poszedł spać, dobrze się wyspał i obudził się na czas do szkoły.

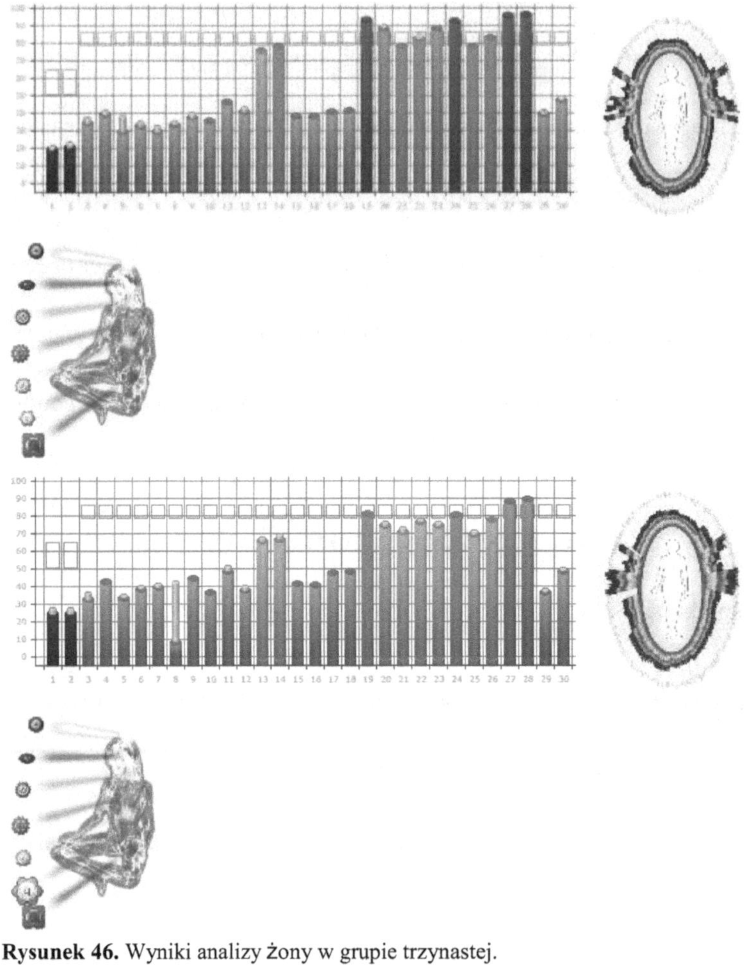

Rysunek 46. Wyniki analizy żony w grupie trzynastej.

Według matki z czternastej grupy (XIV) stwierdzono, że była normoenergenetyczna z dobrą aurą i wszystkie czakry były otwarte, jak widać na rysunku 47. Stwierdzono bardzo niski poziom zatrucia egzogennego i endogennego oraz obciążenia promieniowaniem oprócz normotonii układu nerwowego, limfatycznego i hormonalnego oraz bardzo niski poziom zużycia układu odpornościowego z uszkodzeniami jelit, krwi i limfy.

W lewej półkuli mózgu - układ krwionośny oraz bakterie jak *Kingella* w prawej półkuli mózgu - układ krwionośny występowały bakterie, *Aspergillus niger, Streptococci, Enterovirus coxsackie. W zatoce wystąpiły bakterie*, grzyby, adenowirus w lewej części i bakterie, grzyby, zwłaszcza *Candida albicans, Chlamydia,* adenowirus w prawej części. Bakterie, grzyby, adenowirus zostały uzyskane w migdałkach lewych oprócz bakterii i DNA wirusa, zwłaszcza *Candida albicans,* adenowirus w migdałkach prawych. Wirusy stwierdzono w tarczycy prawej, bakterie, zwłaszcza *Mycosis oris, Chlamydia, Streptococci,* Adenovirus w uszach i zębach, bakterie, zwłaszcza *Streptococci, Enterovirus coxsackie* były w lewym sercu. W lewym płucu występowały bakterie takie jak *Candida albicans, Streptococci*, Adenovirus, a w prawym - bakterie, grzyby, zwłaszcza *Histoplasma*,

Adenovirus. Oprócz bakterii, pierwotniaków, zwłaszcza *Candida albicans* w pęcherzu żółciowym oraz bakterii takich jak *Escherichia* i alergii pokarmowej występujących w trzustce - śledzionie, w żołądku występowały bakterie, okrągłe i płaskie robaki, *Candida glabrata, Campylobacter jejunum, Enterokoki* w jelicie cienkim. W przypadku dwunastnicy występowały bakterie, tj. *Candida albicans,* robaki okrągłe i płaskie. W górnej części jelita grubego występowały bakterie, pierwotniaki, okrągłe i płaskie, *Candida glabrata, Enterokoki, Escherichia, Proteus, Streptococci, Dientamoeba fragilis, Entamoeba coli* oraz bakterie, okrągłe i płaskie robaki, Enterokoki, *Escherichia, Proteus* i *Enterobius verm, Oxyuren w* dolnej części. W lewej macicy oprócz *Chlamydia trach występowały* bakterie i pęcherzyki jajnikowe, a w macicy prawej *paciorkowce.* W pęcherzu/jelicie cienkim znajdowały się bakterie takie jak *Candida albicans, Candida glabrata* w części lewej, *Peptokoki* i *Streptokoki* w części prawej. Dla układu odpornościowego / gruczołów piersiowych, były niedobory hormonów, jak Molibdenu spełnione. D200, niedobór mikroelementów jak Cuprum spotkał. D200 i procesy psychosomatyczne związane z podwzgórzem D800.

Powiedziała, że jest szczęśliwa i przyjemna z całego swojego życia, że mieszka w małym miasteczku sama z naturą, że ma dobrą rodzinę, że jej mąż uczynił ją szczęśliwą i że ma nowego wnuka, który uczynił ją dużo szczęśliwszą.

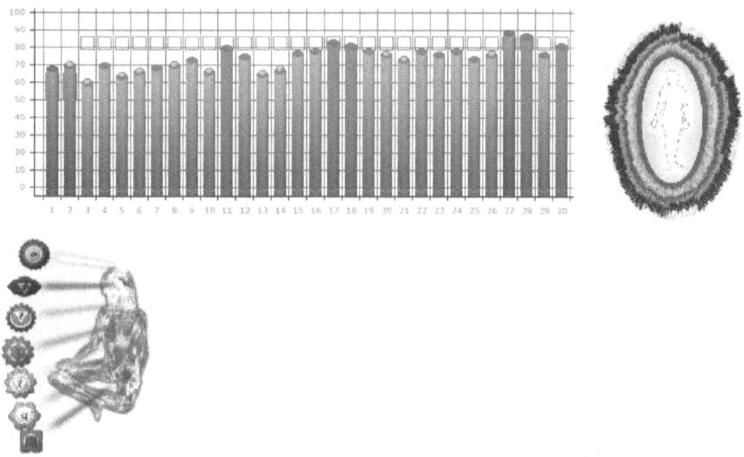

Rysunek 47. Wyniki analizy pierwszej osoby w grupie czternastej.

Według córki z czternastej grupy (XIV) była ona hipoenergenetyczna z otwartymi tylko czakrami korzeni i kości krzyżowej, jak widać w pierwszej części ryciny 48. Stwierdzono niski poziom zatrucia egzogennego i endogennego, obciążenie promieniowaniem, zużycie układu nerwowego, limfatycznego, immunologicznego układu endokrynnego z uszkodzeniem jelit, krwi i limfy.

Były tam bakterie, wirus RNA, *Aspergillus fumigatus, Kingella, Streptococci, Enterovirus coxsackie,* procesy psychosomatyczne w lewej półkuli mózgu - układ krążenia krwi i bakterie, wirusy, grzyby, wirus RNA, *Aspergillus fumigates, Aspergillus niger, Kingella, Staphylococcus aureus* w prawej półkuli mózgu - układ krążenia krwi. Dla sinus, bakterie, wirusy, grzyby, DNA wirusa, zwłaszcza *Actinomyces Israelii,* Adenowirus zostały znalezione w lewej części, bakterie, DNA wirusa, zwłaszcza *Chlamydia* były w prawej części. W lewej części uzyskano migdałki, bakterie, wirusowe DNA, zwłaszcza *Chlamydia,* Adenowirus, a w prawej bakterie, wirusy, grzyby, zwłaszcza *Candida albicans, Streptococcus hemolyt.* Były wirusy, DNA wirusa, Struma-cyste w tarczycy, bakterie, wirusy, DNA wirusa, grzyby jak *paciorkowce,* adenowirus w uszach - zęby i bakterie, wirusy, grzyby, wirus RNA, zwłaszcza paciorkowce, *gronkowce złociste,* procesy psychosomatyczne w lewym sercu. W płucach w lewej części znaleziono bakterie, wirusowe DNA jak *Candida albicans, Histoplasma, Mycoplasma pneumonia,* a w prawej bakterie, wirusy, wirusowe DNA, zwłaszcza *Aspergillus fumigates,* Adenovirus, choroby zakaźne, robaki. Procesy psychosomatyczne uzyskano w wątrobie, bakterie jak *Candida albicans, Escherichia,* procesy psychosomatyczne były w pęcherzu żółciowym, bakterie jak *Escherichia* były w trzustce - śledzionie, bakterie, wirusy, wirus RNA, zwłaszcza *Candida glabrata, Enterococci, Escherichia, tęgoryjce były w jelicie* cienkim i bakterie, okrągłe i płaskie robaki, zwłaszcza *Gelicobacter pylori,* tęgoryjce, alergia pokarmowa jako Acidum formicicum D6, procesy psychosomatyczne były w dwunastnicy. W jelicie grubym znajdowały się bakterie, *Enterobacter, Escherichia, Oxyuren, Trichuris trichina, Entamoeba coli* w górnej części i bakterie, okrągłe i płaskie robaki, *Proteus, Streptococci, Entamoeba coli* w dolnej części. Bakterie, choroby zakaźne stwierdzono w nerce lewej, bakterie jak *Proteus, Streptococcus kał* były w lewej macicy, bakterie jak *Chlamydia trach*, choroby ginekologiczne, torbielakomór jajnika były w prawej macicy, bakterie jak *Escherchia* były w lewym pęcherzu / jelita cienkiego i niedobór hormonów jak Molibdenu spełnione. D200, niedobór witamin jak Manganum spotkał. D200, niedobór mikroelementów jak kobalt spotkał. D200 znajdowało się w układzie odpornościowym /gruczołku sutkowym.

Po 10 minutach poziomej biernej biorezonansu energia wzrosła, a splot słoneczny i czakry koronowe otworzyły się, jak pokazano w drugiej części rysunku 48.

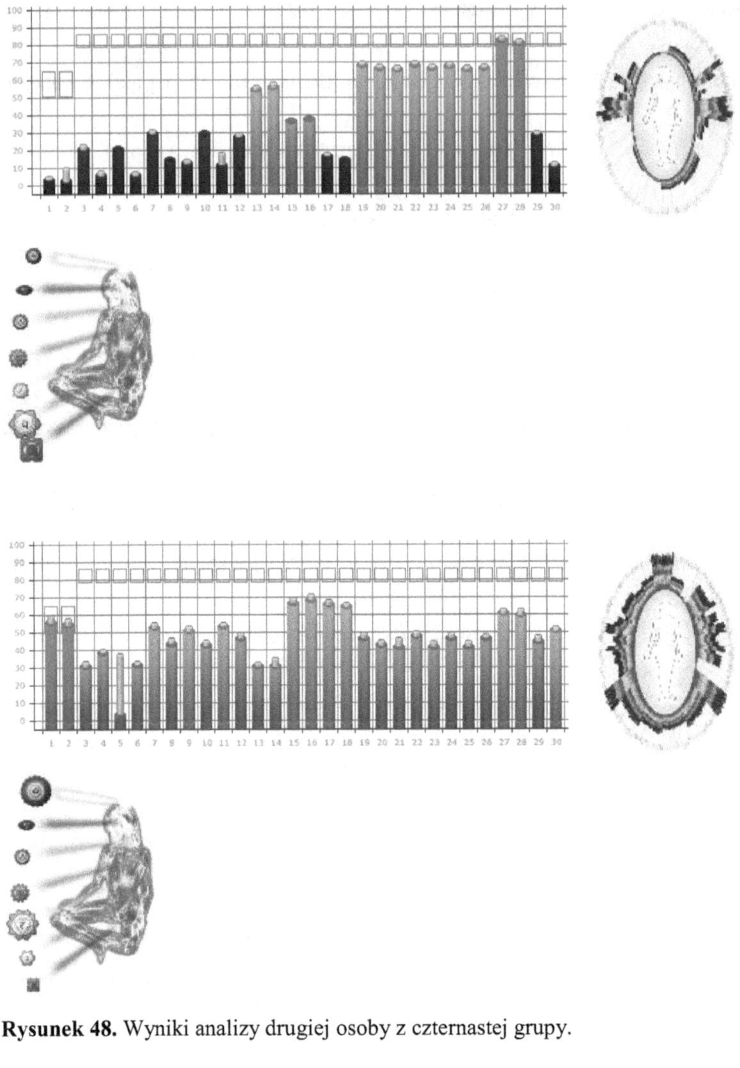

Rysunek 48. Wyniki analizy drugiej osoby z czternastej grupy.

Według teściowej córki z czternastej grupy (XIV), była ona hipoenergenetyczna z otwartym tylko czakramem sakralnym, jak widać na rysunku 49. Stwierdzono niski poziom zatrucia egzogennego i endogennego oraz średni - wysoki poziom obciążenia radiacyjnego i średni - wysoki poziom zużycia układu nerwowego, limfatycznego, immunologicznego układu endokrynnego z uszkodzeniem jelit, krwi i limfy.

W mózgu występowały bakterie, wirusy, wirus RNA, *Aspergillus niger, Kingella, Streptococci, Enterovirus coxsackie, Staphylococcus aureus* - układ krążenia krwi, bakterie, wirusowe DNA, zwłaszcza *Streptococci*, Adenovirus, polipy w lewej zatoce oraz bakterie jak *Chlamydia*, Adenovirus, Sinusitis frontalis w prawej zatoce. W przypadku migdałków w lewej części znaleziono bakterie, wirusy, zwłaszcza *paciorkowce*, adenowirusy, a w prawej - bakterie takie jak *Chlamydia.* Były wirusy, DNA wirusa, adenowirusy, procesy psychosomatyczne, Struma-cyste w prawej tarczycy i bakterii, grzybów, DNA wirusa w uszach - zęby. Dla serca, bakterii, wirusów, grzybów, wirusów RNA, powikłań Nigerasona, *paciorkowców, Enterovirusów coxsackich, w* lewej części uzyskano procesy psychosomatyczne, a w prawej bakterie, wirusy, grzyby, zwłaszcza *Enterovirusy coxsackie. W* płucach stwierdzono bakterie, wirusy, wirusowe DNA, zwłaszcza *Candida albicans,*

Cryptococcus neoformans, Mycoplasma pneumonia, Adenovirus w części lewej oraz bakterie takie jak *Mycoplasma pneumonia, Streptococci* w części prawej. W pęcherzu żółciowym występowały bakterie takie jak *Candida albicans, Candida glabrata, Escherichia,* bakterie, wirusy takie jak *Escherischia, Enterovirus coxsackie,* niedobór fermentu jak Cynk. D200 w trzustce - śledzionie, bakterie jak *Campylobacter coli, Ancylostoma duodenal,* procesy psychosomatyczne w żołądku, bakterie, grzyby, robaki okrągłe i płaskie, alergia pokarmowa w jelicie cienkim i bakterie, pierwotniaki, *Candida glabrata, Gelicobacter pylori, Staphylococcus aureus, Campylobacter jejum,* tęgoryjce w dwunastnicy. W dolnej części jelita grubego znajdowały się bakterie, pierwotniaki, robaki okrągłe i płaskie, *Campylobacter coli, Enterokoki, Proteus, Streptococci, Enterobius verm, Entamoeba coli, Streptococci gołębie,* procesy psychosomatyczne, bakterie, *Candida albicans, Campylobacter coli, Escherichia, Enterobius verm, Entamoeba coli, Staphylococcus aureus.* Dla nerek bakterie jako *paciorkowce* znaleziono w lewej części, a bakterie i odmiedniczkowe zapalenie nerek w prawej części. W przypadku macicy w części lewej stwierdzono bakterie i torbielakozę jajników, a w części prawej bakterie takie jak *Chlamydia trach, Peptostreococci, Streptococci. Były to bakterie*, grzyby, *Candida albicans, Candida robusta, Escherichia, Streptococcus fecal, Streptococcus gołąb* w lewym pęcherzu / jelicie cienkim oraz bakterie jak *Candida glabrata, Candida robusta, Escherichia, Peptococci, Streptococcus gołąb,* choroby ginekologiczne, hamorhobiden w prawym pęcherzu / jelicie cienkim. Niedobór hormonów, jak Molibdenu spełnione. D200, niedobór fermentu jak cynk. D200, niedobór mikroelementów jak kobalt spotkał. D200, alergia pokarmowa jako Acidum formicicum D6 w układzie odpornościowym / gruczołu mlekowego.

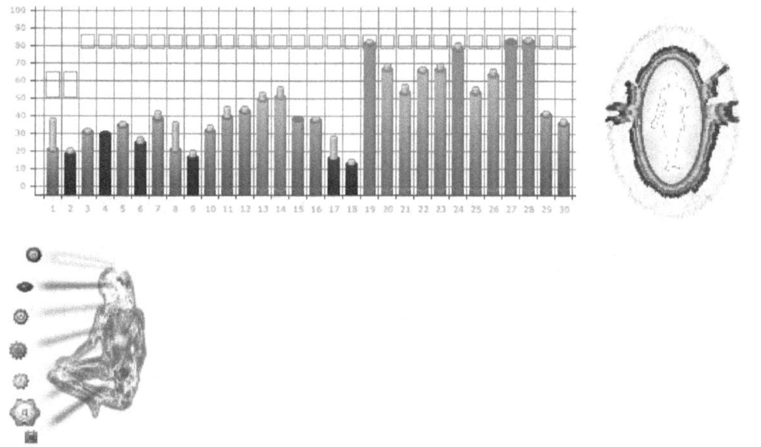

Rysunek 49. Wyniki analizy trzeciej osoby z czternastej grupy.

Zgodnie z wynikami analizy matki w grupie piętnastej (XV), organizm ogólnie był normoenergetyczny, ale wszystkie czakry były zamknięte, jak widać w pierwszej części rysunku 50. Pomimo niskiego poziomu zużycia układu nerwowego, limfatycznego, immunologicznego i hormonalnego, stwierdzono wysoki poziom zatrucia egzogennego i endogennego, średni poziom obciążenia radiacyjnego jelit, uszkodzenia krwi i limfy.

W lewej półkuli mózgu znajdowały się bakterie, wirusy, zwłaszcza *Aspergillus fumigatus, Kingella,* a w lewej - układ krwionośny i bakterie, wirusowe RNA, zwłaszcza *paciorkowce* w prawej półkuli mózgu - układ krwionośny. W lewej części zatoki znajdowały się bakterie, grzyby, zwłaszcza *Actinomyces israelii, Chlamydia,* a w prawej bakterie, wirusowe DNA, zwłaszcza *Candida albicans, Streptococci*, polipy. Były tam bakterie, wirusy, zwłaszcza *Candida albicans, Candida glabrata, Chlamydia* w migdałkach i wirusy, DNA wirusa, procesy psychosomatyczne w tarczycy. Bakterie takie jak *Mycosis oris* i *Chlamydia* uzyskano odpowiednio w lewym i prawym uchu - zębach. W sercu występowały bakterie, wirusy, powikłania nigerazonowe w lewej części i bakterie, powikłania albicansowe, *Enterovirus coxsackie* w prawej części. W płucach występowały bakterie, wirusy, *Aspergillus fumigates, Candida albicans, Mycoplasma pneumonia,* choroby zakaźne, robaki, wirusowe DNA w lewej części i bakterie, wirusy, wirusowe DNA, zwłaszcza *paciorkowce w* prawej części. Bakterie, *Candida albicans, Escherichia, Lamblia intestinale,* procesy psychosomatyczne stwierdzono w pęcherzu żółciowym, bakterie, wirusy były w trzustce - śledzionie, robaki okrągłe i płaskie, *Candida glabrata, Helicobacter, Ancylostoma duodenale*, niedobór fermentu w miarę spełniania się cynku. D200 znajdowało się w żołądku, bakterie jak Candida *albicans, Candida glabrata, Escherichia, Ascaris żeńskie lumb*, tęgoryjce, procesy psychosomatyczne były w jelicie cienkim, a bakterie jak *Candida albicans,* okrągłe i płaskie robaki, procesy psychosomatyczne były w dwunastnicy. W jelicie grubym występowały bakterie, pierwotniaki, *Candida glabrata, Campylobacter, Enterobacter, Enterokoki, Proteus, Streptococci, Enterobius verm, Dientamoeba fragilis, Entamoeba coli,* procesy psychosomatyczne w części górnej oraz bakterie, grzyby, Candida *albicans, Candida glabrata, Campylobacter coli, Escherichia, Proteus, Enterobius verm, Trichinose w części* dolnej. Dla nerek, bakterie, choroby zakaźne, zapalenie nerek uzyskano w lewej części i bakterii, odmiedniczkowe zapalenie nerek w prawej części. W macicy w części lewej stwierdzono bakterie takie jak *Peptokoki, Proteus*, torbielakotwór jajnika, a w części prawej bakterie takie jak *Streptokoki*, choroby ginekologiczne. W lewym pęcherzu / jelicie cienkim znajdowały się bakterie, grzyby, choroby, robaki, hamorhoiden oraz bakterie jak *Candida glabrata* w prawym drabinie / jelicie cienkim. Były niedobory hormonów, jak Molibdenu spotkał. D200, niedobór witamin jak Manganum spotkał. D200, procesy psychosomatyczne w lewym układzie odpornościowym / gruczołu mlekowego i chorób ginekologicznych, niedobór hormonów, jak Molibdenu spełnione. D200, niedobór fermentu jak cynk. D200 w prawym układzie odpornościowym / gruczołu mlekowego.

Po 10 minutach biernej biorezonansu energia wzrosła i wszystkie czakry z wyjątkiem serca i trzeciego oka stały się otwarte, jak widać w drugiej części rysunku 50.

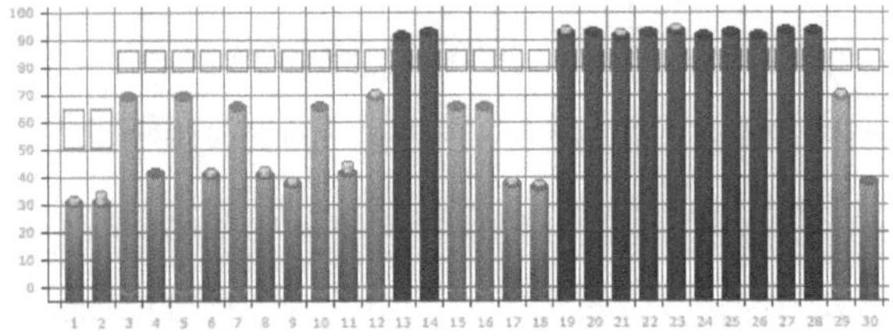

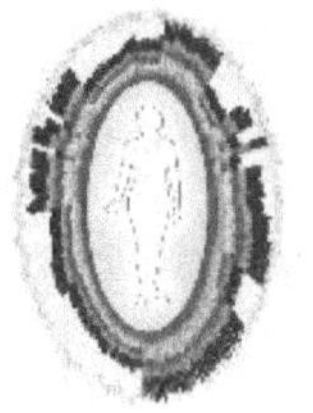

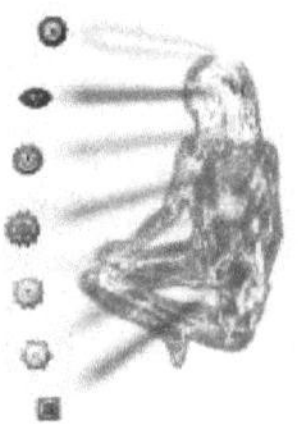

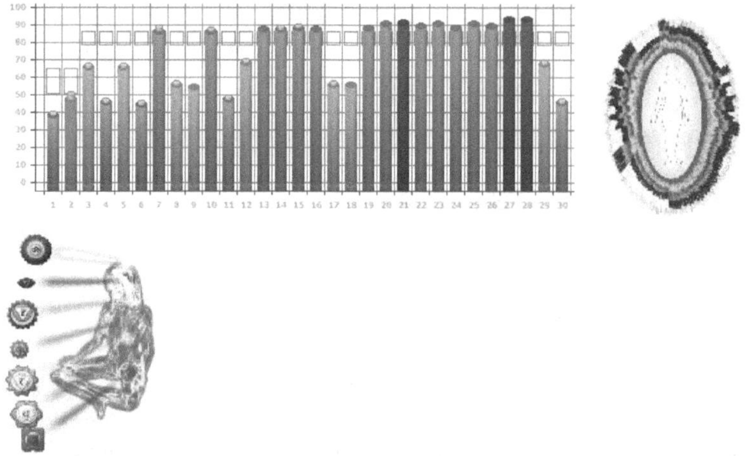

Rysunek 50. Wyniki analizy matki w grupie piętnastej.

ROZDZIAŁ CZWARTY

DYSKUSJA

IV.1. Relacja między islamem a "Hz". Szaleniec"

Dzisiejszy kalendarz chrześcijański jest kalendarzem gregoriańskim opartym na objazdowym obrocie Ziemi wokół Słońca i rozpoczyna się od narodzin Jezusa. Muzułmanie natomiast używają kalendarza Hijri (kalendarza mahometańskiego) opartego na objazdowym zakręcie Księżyca wokół Ziemi i zaczyna się od dnia Hejira Hz. Muhammad (s.a.v.), a także muzułmanie z Mekki do Madinah w 622 roku. Muzułmanie wykonują wszystkie swoje usługi religijne zgodnie z tym kalendarzem Hijri. W rzeczywistości, wszystkie nabożeństwa religijne muzułmanów zostały zorganizowane tak, aby człowiek mógł przeżyć dokładnie swoją zdolność ("Hz. Insan"). Dlatego każdy kult i jego okres czasu są ważne i mają znaczenie, aby osiągnąć tę dokładnie zdolność.

Istnieje 5 głównych zasad islamu, takich jak słowo Shahada, salaat, fast, zakat, haj. Słowo Shahada jest świadkiem i świadectwem tego, że istnieje tylko Bóg (c.c.) i Hz. Muhammad (s.a.v.) jest jego Abd (sługa) i Rasul. Innymi słowy, tylko Allah (c.c.), ale nic innego nie oznacza, że wszystko składa się z jednego i to jest również podkreślone z Hz. Muhammad (s.a.v.) na "Hz". Szalony" (humanbeing) jako fakt, że Bóg objawia się w "Hz". Obłąkany", człowiek poddaje się i słucha Jednemu z nią wszystkim, innymi słowy, jest Jego Opatem, tak że nie ma nic innego, jak tylko Jeden pozostaje i że widzi, żyje i mówi, że jest Jego Rasul i pochodzi od Niego.

Salat staje się fardem podczas Miraja Hz. Muhammad (s.a.v.) i składa się z 5 rozdziałów: stojący, czytania Koranu, smyczkowanie, prostata i siedzenie. Salat zaczyna się od Allahu Akbar, ręce są podnoszone i wszystko, co poza Allahu pozostaje w tyle, a następnie ręce są połączone, mówiąc, że połączenie ze wszystkimi rzeczami są cięte. Opierając się na łasce, ona poddaje się Bogu, a w pokłonie, czoło jest dotykane do ziemi, aby mogła się skontaktować z Allahem. Siedząc na ziemi, ta sytuacja jest rozłożona i zakończona ostatnim pozdrowieniem. Stała reprezentuje Hz. Mojżesz (a. s.), innymi słowy istotność, prostracja reprezentuje Hz. Jezus (a.s.), innymi słowy duchowość, a siedzenie reprezentuje Hz. Muhammad (s.a.v.), innymi słowy, równowaga między tymi dwoma. Czasy modlitw, które są fard 5 razy w ciągu dnia, są ustalane według Słońca. Czas modlitwy porannej obejmuje okres od czasu postu, czyli narodzin zorza lub świtu, czyli pojawienia się światła w ciemności, do czasu wschodu słońca. Czas modlitwy w południe zaczyna się od momentu, kiedy słońce przechodzi przez pełny szczyt i trwa aż do momentu, kiedy cień wszystkiego jest wielokrotnością. Popołudniowy czas modlitwy rozpoczyna się pod koniec południowego czasu modlitwy i obejmuje czas do zachodu słońca. W godzinach wieczornych czas modlitwy zaczyna się od zachodu słońca do zachodu słońca, innymi słowy czerwień znika. Czas modlitwy ishy rozpoczyna się od końca wieczornego czasu modlitwy do początku porannego czasu modlitwy. Ponadto, mężczyźni salat Eid modlitwa, która jest wajib i modlitwa piątkowa (Cuma to znaczy zebrać się razem), która jest fard, a więc ma się odbyć w meczecie w południe w piątek. Co więcej, modlitwa dowcipnisia, czyli jedyna i niepowtarzalna, może odbywać się po modlitwie ishy aż do modlitwy porannej. Oprócz tych modlitw brodawek 5 razy dziennie, są też modlitwy sunnah. Oprócz tego, salawat jako liczba mnoga salat oznacza modlitwę do Hz. Muhammad (s.a.v.), który w rzeczywistości jest mówiony podczas każdego rozdziału wszystkich modlitw na posiedzeniu.

Poszczenie oznacza trzymanie się z dala od tego, na co ja się nakłania i wymaga w zasadzie unikania jedzenia, picia i rozmnażania, a także od wszelkich haramów pomiędzy czasem postu (kiedy wchodzi modlitwa poranna) a czasem iftar (kiedy wchodzi modlitwa wieczorna). Poszczenie jest fard podczas miesiąca Ramadan, sunnah podczas Muharram miesiąc 9. i 10. (Dzień Ashura) lub 10. i 11. dni, i nie fard, ale zachęcał podczas pełni księżyca razy 13., 14. i 15. dni Hijri, poniedziałek i czwartek tygodnia, w Shawwal 6 dni.

Zakat oznacza czystość i obfitość towarów i wymaga przekazywania pewnej części towarów z wyłączeniem podstawowych potrzeb potrzeb potrzebującym, z wyjątkiem rodziny podstawowej. Ponadto, słowo fitrah oznacza stworzenie i odpowiada minimalnemu dziennemu zapotrzebowaniu na żywność. Aby dać zakat jest fard w miesiącu Ramadan i dać fitrah jest wajib. Miłosierdzie, czyli wszechmoc, która obejmuje wszystkich tych, którzy są w liczbie mnogiej, jako wierność i oznacza poczucie dobra, lub danej rzeczy dla Boga, a brodaty jest zakat, a wajib jest fitr wszystko, innymi słowy fitrah. Nawet dobre słowa, zachowania są również charytatywne jak Hz. Muhammad (s.a.v.) powiedział, że uśmiech jest organizacją charytatywną. Ponadto, istnieje również ciągła organizacja charytatywna, która zawsze zapewnia nagrody, takie jak przydatna książka, odkrycie, wynalazek, dobre dziecko, droga, most, meczet, szkoła, szpital, itp. które sprawiają, że ludzie zyskują przychylność nawet po śmierci.

Haj oznacza intencję i hołd i jest brodaty raz w życiu dla tych, których warunki są odpowiednie do tej posługi religijnej. Składa się z rozdziałów, aby wziąć na ihram reprezentujący całun, okrążając Kaaba reprezentujący dom Boga i serce, zatrzymując się w Arafat, gdzie Hz. Adam (a.s.) i Hz. Ewa (r.a.) spotkała się na świecie po wyrzuceniu z nieba, unosząc się między Safa i Merve, gdzie Hz. Hacer (r.a.) szukała wody dla swojego syna Hz. Samuel (a.s.) w wieku karmienia piersią i znalazł wodę Zamzam, zatrzymując się w Muzdalifa, gdzie Hz. Adam (a.s.) i Hz. Ewa (r.a.) zbiega się i staje się zjednoczona, ukamienowanie szatana w Mina, gdzie próbował zatrzymać Hz. Abraham (a.s.) do poświęcenia swojego syna Hz. Samuel (a.s.) (na dodatek do tych dwóch proroków, tylko ten pochodzący z ich szczepu i ostatni prorok Hz. Muhammad (s.a.v.) ukamienował szatana i oślepił go), poświęcając owcę zamiast Hz. Samuel (a.s.), który również reprezentuje do poświęcenia siebie. Haj jest wykonywany podczas Shawwal, Dhil, pierwsze 10 dni miesiąca Dhu al-Hijjah i Eid al-Adha, a więc zjednoczenie z twarzą Boga, innymi słowy, hojność jest osiągnięta.

Islam jest sposobem na życie człowieka, ze słowem Shahada mówi to, co widzi, z salat próbuje zobaczyć, a następnie realizuje to, co widziała w swoim życiu, z postu, zakat i haj ona oczyszcza się, a następnie widzi i realizuje to, co widziała w swoim życiu. Dla wszystkich tych, wiara jest wymagana. Oprócz warunków islamu, warunki wiary są wierzyć w Allaha (c.c.), proroków, święte księgi, aniołów, przeznaczenie i wypadek, zaświaty.

W roku miesiące Hijri rozpoczynają się w nocy z nówemem, na którym księżyc pojawia się po raz pierwszy, pojawiają się jako pełnia księżyca w połowie miesiąca i ostatecznie znikają i trwają pierwszego dnia drugiego miesiąca. Z drugiej strony, szczególnie na tym początku, w połowie i pod koniec miesiąca umieszczane są ważne dni, a tym samym kult w tych dniach nabiera większego znaczenia. The pierwszy the Hijri miesiąc być the miesiąc Muharram jako the miesiąc haram che być warty szacunek z Rajab, Dhil i Dhu al-Hijjah miesiąc. Kult w 10. noc miesiąca Muharram (noc Ashura) jest bardzo lubianym wydarzeniem jak Hz. Muhammad (s.a.v.) stwierdził, że po poszczeniu w miesiącu Ramadan, najbardziej akceptowalnym postem jest post w dniu Ashura i zapewnia odpuszczenie grzechów poprzedniego roku. W 10. dniu (Dzień Aszury) Bóg przyjmuje wiele modlitw, a najważniejsze z nich należały do proroków jako Hz. Skrucha Adama, Hz. Noah's (a.s.) ucieczka z powodzi, Hz. Jonah (a.s.), aby wydostać się z brzucha ryby, Hz. Skrucha Davida, Hz. Abraham (a.) nie palić w ogniu, wzrost Hz. Identyczne (a. s.)

w niebo, Hz. Joseph's (a.s.) ucieczka ze studni, Hz. Jacob (a.s.), aby spotkać się z jego synem Hz. Joseph (a.s.), Hz. Hiop (a. s.) do pozbycia się choroby, Hz. Mojżesz (a. s.) do przełamania morza, Hz. Narodziny Jezusa, a także ucieczka od śmierci i wzniesienie się do nieba. Ponadto, Hz. Husayin's (r.a.) (wnuk Hz. Muhammad (s.a.v.)) shahada (incydent w Karbali) miał miejsce w tym dniu. W miesiącu Bezpieczniej, Hz. Muhammad (s.a.v.) zachorował przez zatrucie i zmarł (shahada) w miesiącu Rabi al-awwal. Również w 12-tą noc miesiąca Rabi al-awwal, Mawlid al-Nabi (narodziny) kiedy Hz. Muhammad (s.a.v.) urodził się jest obchodzony z salawatem w Mawlid. Po miesiącach Rabi al-thani, Jumada al-awwal i Jumada al-thani, są trzy miesiące jako Rajab, Shaban i Ramadan, odpowiednio, i Hz. Muhammad (s.a.v.) stwierdził ich znaczenie jako fakt, że Rajab jest Allaha (c.c.), Shaban jest Hz. Muhammad's (s.a.v.) i Ramadan to miesiąc Ummah Muhammad's. Pierwsza piątkowa noc miesiąca Rajab jest nocą, kiedy Hz. Muhammad (s.a.v.) upadł w łonie matki. W piętnastą noc miesiąca radżab, Allah (c.c.) mówił do Hz. Moses (a.s.) i Hz. Tożsamości (a.s.) wzniosły się do nieba. W 27. noc miesiąca Rajabu zwanego Laylat al-Miraj (wstąpienie, władza), Hz. Muhammad (s.a.v.) odbył podróż z Masjid al-Haram do meczetu Al-Aksa za pomocą Buraka w nocnej podróży do oka w mgnieniu oka, zaproponował wodę, wino, mleko i wybrał mleko reprezentujące oświecenie, dotarł do nieba z dziedzictwem 7 pięter, met Hz. Adam (a.s.) na pierwszym piętrze, Hz. Jezus (a.s.) i Hz. Johannes (a.s.) na 2 piętrze, Hz. Joseph (a.s.) na 3 piętrze, Hz. Identyfikatory (a.s.) na 4 piętrze, Hz. Aaron (a.s.) na 5 piętrze, Hz. Moses (a.s.) na 6 piętrze i Hz. Abraham (a.s.) na 7 piętrze, był świadkiem aniołów, nieba i piekła, i królestw przodków i królów anielskich, i nieba męczenników i pobożnych, a następnie w końcu wrócił po ujrzeniu oblicza Boga (c.c.) jako niepokorny i pośredniczył. W 15. noc szabanu, Laylat al-Baraah (pozbyć się grzechów) jest nocą, w której Qibla została nawrócona z Masjid al-Aqsa na Masjid al-Haram, a także wszystkie wydarzenia na następny rok są określone i zapisane. W miesiącu Ramadan, Hz. Adam (a.s.) dostał 10 sahife, Hz. Shid (a. s.) 50 sahife, Hz. Idris (a.s.) 30 sahife, Hz. Abraham (a.s.) 10 sahife, a także 4 święte księgi jako Hz. Mojżesz dostał Torę, Hz. David (a.s.) dostał Psalmy i Hz. Jezus (a.s.) dostał Biblię na raz i Hz. Muhammad (s.a.v.) zaczął otrzymywać objawienie Świętego Koranu od Allaha (c.c.) przez Gabriela (a.s.), który został ukończony w reszcie życia (całkowicie 23 lata). W miesiącu Ramadan post jest fard i oprócz fard salat jak 5 razy dziennie i salat piątek, jest tarawih jako sunnah, które ludzie tworzący wspólnotę zazwyczaj wykonują w meczecie. Ostatnie 10 dni miesiąca Ramadan powinny być poszukiwane, ale ogólna akceptacja jest 27. noc jako Laylat al Qadr, gdy wszystkie przeszłe grzechy są odpuszczone, a także Hz. Muhammad (s.a.v.) otrzymał zadanie prorokowania i Koran zaczął być ujawniany. Wszystkie te ważne noce są przywracane z kultem i celebrowane jako zgromadzenie z Mawlidem. Pierwsze trzy dni miesiąca Shawwal to Eid al-Fitr (dzień radości), kiedy to twórcy pokoju są pojednani, krewni i przyjaciele są odwiedzani i świętowani prezentami. W 25. noc miesiąca Dhil, Hz. Abraham (a.s.) i Hz. Jezus (a.s.) narodził się, a także rozpoczęło się tworzenie i rozprzestrzenianie ziemi pod Kaabą. Hz. Muhammad (s.a.v.) przygotował swój pierwszy i ostatni arabus w dziesiątym roku hadżra w miesiącu Dhil i zakończył w miesiącu Dhu al-Hijjah, wygłaszając kazanie pożegnalne. The haj dzień być między the 8th i 10 dzień the miesiąc Dhu al-Hijjah, the 9 dzień być Arafa i the Eid al-Adha być między 10 i 13 dzień. Co więcej, jako Hz. Muhammad (s.a.v.) stwierdził, że modlitwy na 5 nocy nie są odrzucane, są one pierwszą piątkową nocą miesiąca Rajab, 15 nocą miesiąca Shaban, piątkowymi nocami, nocą Eid al-Fitr i nocą Eid al-Adha. Podsumowując, najbardziej cnotliwymi nocami są pierwsza noc miesiąca Muharramu, która jest Hijr nowego roku, dziesiąta noc miesiąca Muharramu, która jest nocą Ashura, pierwsza noc miesiąca Rajab, pierwsza piątkowa noc miesiąca Rajab, piętnasta noc miesiąca Rajab, 27. noc miesiąca Rajab, który jest Laylat al-Miraj, 15. noc miesiąca Shaban, który jest Laylat al-Baraah, 27. noc Ramadanu, który jest Laylat al Qadr, piątkowe noce (noce Arafa), noc Eid al-Fitr i noc Eid al-Adha.

Jeśli chodzi o znaczenie 7 dni w tygodniu, które istnieją ze względu na 4 fazy Księżyca (nów, pierwszy kwartał księżyca, pełnia księżyca, ostatni kwartał księżyca), poniedziałek jest dniem rozpoczęcia każdej pracy i Hz. Muhammad (s.a.v.) podał to jako dzień podróży i handlu. W ciągu tego dnia wystąpiło 7 cnót, tak że Hz. Identyfikacje (a.s.) wzniosły się w niebo, Hz. Shuayb (a.s.) podróżował, aby prowadzić handel i zarabiać na życie, Hz. Moses (a.s.) udał się na Tur Mountain, Hz. Muhammad (s.a.v.) urodził się, Gabriel (a.s.) po raz pierwszy pojawił się na Mount Hira i zgłosił pierwsze objawienie do Hz. Muhammad (s.a.v.), Hz. Muhammad (s.a.v.) zmarł. Ponadto, w każdy poniedziałek, kult Ummah Muhammada jest przedstawiany Hz. Muhammad (s.a.v.). Wtorek jest zgłaszany przez Hz. Muhammad (s.a.v.) jako krwisty dzień. We wtorek, Hz. Ewa (r.a.) była menstruowana i było 7 poważnych zabójstw jak Hz. Cercis (a.s.), Hz. Johannes (a.s.), Hz. Zachariasz (a.s.), czarodzieje faraona, żona faraona Hz. Asiye (r.a.), Hz. Mojżesz" (a. s.) bydło, Hz. Syn Adama Hz. Habil (r.a.). W środę, kiedy zdrajcy zostali zniszczeni, gigant o nazwie Avc bin Unuk, który nie utonął w potopie Noego został zabity przez ptaka Hundhusta, Krezus upadł z łaski, Faraon i jego ludzie zostali zniszczeni przez morze, Nimrod zmarł z powodu komara, Hz. Plemię Lut's (a.s.) zostało zniszczone przez kamienie, Hz. Sholeeh's (a.s.) i Hz. Plemiona Hud'a (a.s.) jako Semud i Ad, odpowiednio, zostały zniszczone przez stronę Gabriela (a.s.). Czwartek został wspomniany przez Hz. Muhammad (s.a.v.) jako dzień zakończenia prac rozpoczął się w poniedziałek i w tym dniu 7 proroków znalazło 7 rzeczy wchodząc w 7 miejsc takich, że Hz. Abraham (a. s.) wszedł do Egiptu i znalazł Hz. Hacer (r.a.), Saki wyszedł z więzienia i był zaszczycony, aby służyć Melik, Hz. Joseph's (a. s.) bracia przyszli do Hz. Joseph (a.s.) i znalazł wiele błogosławieństw, Hz. Benjamin (r.a.) wszedł do Egiptu i znalazł swojego brata Hz. Joseph (a.s.), Hz. Jacob (a.s.) wszedł do Egiptu i znalazł swojego syna Hz. Joseph (a.s.), Hz. Mojżesz (a.s.) wszedł do Egiptu i znalazł Coptic, Hz. Muhammad (s.a.v.) wszedł do Mekki i odniósł zwycięstwo w Mekce. Piątek był wskazywany przez Hz. Muhammad (s.a.v.) jako zjednoczenie i dzień ślubu i on poinformował, że prorocy byli małżeństwem w tym dniu takich 7 ślubów, że Hz. Adam (a.s.) i Hz. Ewa (r.a.), Hz. Joseph (a.s.) i Hz. Zulaika (r.a.), Hz. Moses (a.s.) i Hz. Safura (r.a.), Hz. Solomon (a.s.) i Hz. Belkis (r.a.), Hz. Muhammad (s.a.v.) i Hz. Khadijah (r.a.), Hz. Muhammad (s.a.v.) i Hz. Aisha (r.a.), Hz. Ali (r.a.) i Hz. Fatima (r.a.). Sobota została zgłoszona przez Hz. Muhammad (s.a.v.) jako dzień oszustwa, a w tym dniu 7 żołnierzy oszukuje 7 osób. Na niedzielę, Hz. Muhammad (s.a.v.) powiedział jako dzień sadzenia i odbudowy, ponieważ w tym dniu rozpoczęła się odbudowa świata.

Aby zrozumieć i żyć "Hz". Insan", metafory oparte na reprezentacji zostały użyte nawet w Świętym Koranie. Słońce, Księżyc, planety i gwiazdy grają role wyznaczające czas i reprezentują Boga (ok.), Hz. Muhammad (s.a.v.), prorocy i uczeni, odpowiednio. Istotne są również prace proroków, które są takie, że Hz. Adam (a.s.) był pierwszym inżynierem rolnictwa i rolnikiem, Hz. Shid (a.) był założycielem pierwszego przemysłu tkackiego, Hz. Identyfikacja (a.s.) jest pierwszym wynalazcą krawca i mistrzem krawieckim, Hz. Noah (a.s.) był mistrzem stolarzy, żeglarzy i marynarzy, Hz. Hud (a.s.) był mistrzem handlu, Hz. Sholeeh (a. s.) był hodowcą wielbłądów i zarówno pijał, jak i sprzedawał swoje mleko, Hz. Abraham (a.s.) odbudował Kaabę, Hz. Lut (a. s.) był historykiem, podróżnikiem, mistrzem podróżników, Hz. Samuel (a.s.) był myśliwym lądowym i morskim, a także mistrzem tłumaczy, jako znającym 70 języków, Hz. Ishaaq (a.s.) i Hz. Jacob (a.s.) byli pasterzami, Hz. Joseph (a.s.) był pierwszym wynalazcą zegara i pierwszym, który przechowywał plon, Hz. Hiop (a.s.) i Hz. Shuayb (a.s.) był rolnikiem, Hz. Mojżesz (a.) był pasterzem, a także sługą swego teścia Hz. Shuayb (a.s.), Hz. David (a.s.) kute żelazo, robił zbroje, tworzył regularne armie, dowodził i wygrał zwycięstwo, Hz. Solomon (a.s.) był królem i pierwszym akwatinta miedzi, Hz. Zulkiyf (a.) był pierwszym wypiekiem chleba i mistrzem piekarzy, Hz. Elijah (a.s.) był tkaczem i mistrzem błystek, Hz. Jonah (a.s.) był mistrzem rybaków, Hz. Uzeyr (a.s.) był ogrodnikiem, pierwszym inokulującym drzewa owocowe, Hz. Luqman (a.s.) był mistrzem medycyny i farmacji, Hz. Zechariah (a.s.) był stolarzem, Hz. Jezus (a.s.) zrobił narzędzia myśliwskie i był mistrzem myśliwych i lekarzy, Hz. Muhammed (a.s.) był pasterzem w młodym wieku, następnie zajmował się handlem, a ostatnio zajmował się dżihadem.

IV.2. Dyskusja dla grup badawczych

W badaniu tym znalazły się grupy rodzinne, które były powiązane ze sobą pokrewieństwem lub dzielnicą, mieszkające w tym samym małym miasteczku. Stwierdzono, że członkowie rodziny w każdej z grup mieli podobne problemy wpływające na ich stan zdrowia, a nawet poziom życia. Poza tym stwierdzono, że relacje między każdą z grup przynoszą efekty w dużej perspektywie. Na przykład, wydawało się, że istnieje zbieżność dat analiz, które zostały ułożone zgodnie z życzeniem ludzi i tabelami czasowymi, ale te daty zgadzały się z ciekawym faktem, że po każdej analizie pierwszej grupy (I), zwłaszcza analizy matki w tej grupie, analizowano ich sąsiadów i/lub krewnych. Ponieważ członkowie rodziny w każdej z grup reprezentowali pewne części w innych, jak np. związek pomiędzy wszystkim we wszechświecie, każda poprawa w pierwszej grupie (I), która znajdowała się na szczycie związku, jak podano w strukturze podobnej do drzewa (rys. 1), spowodowała postęp w pozostałych grupach.

Według czwartej analizy matki z pierwszej grupy (I), która pościła w jednej trzeciej miesiąca radżabu i szabanu, organizm hipoenergetyczny stał się normoenergetyczny, średni poziom zatrucia endogennego i egzogennego, obciążenie promieniowaniem, zużycie układu nerwowego i odpornościowego stało się niskie, niski poziom zużycia układu limfatycznego i hormonalnego stał się normotony, a pusta aura stała się w przybliżeniu pełna z dodatkowymi 5 czakrami otwartymi, z wyjątkiem czakry koronowej w ciągu dwóch miesięcy. Po 30 dniach postu w miesiącu Ramadan i 6 dniach w miesiącu Shawwal, jej ostatnia (piąta) analiza ponownie dała organizmowi normoenergetycznemu z normotonią układu nerwowego, limfatycznego, immunologicznego i hormonalnego oraz z prawie pełną aurą i dodatkową otwartą czakrą koronową pomimo zamkniętej czakry krzyżowej i wysokim poziomem zatrucia egzogennego i endogennego oraz obciążenia promieniowaniem. Według czwartej analizy córki z pierwszej grupy (I), która pościła w jednej trzeciej miesiąca radżabskiego, organizm hipoenergetyczny był nadal hipoenergetyczny, zanikł średni poziom zatrucia egzogennego i endogennego, średni - wysoki poziom obciążenia radiacyjnego, zużycie układu odpornościowego, nerwowego, limfatycznego i hormonalnego stało się niskie. W pierwszym dniu ostatniej trzeciej części miesiąca Szaban, zgodnie z szóstą analizą podczas menstruacji, organizm hipoenergetyczny o średnim poziomie zatrucia egzogennego i endogennego, ładunku promieniowania, zużycia układu nerwowego, odpornościowego, limfatycznego i hormonalnego miał prawie pełną aurę z otwartymi wszystkimi czakrami, z wyjątkiem czakr korzeniowych i splotu słonecznego za pomocą poziomej biernej biorezonansu terapii. Według jej siódmej analizy podczas menstruacji po dwutygodniowym poście, czytaniu całego Koranu i wykonywaniu tarawiu w miesiącu Ramadan, organizm stał się normoenergetyczny z w przybliżeniu pełną aurą i wszystkimi czakrami z wyjątkiem splotu słonecznego otwartego, bez egzogennego i endogennego zatrucia, normotonii układu nerwowego, odpornościowego, limfatycznego i hormonalnego. Według jej ostatniej (ósmej) analizy po poszczeniu w miesiącu Ramadan i 6 dni w miesiącu Shawwal, organizm normoenergetyczny miał prawie pełną aurę i wszystkie czakry otwarte, normotonię układu nerwowego, immunologicznego, limfatycznego i hormonalnego, ale najniższy poziom zatrucia egzogennego i endogennego.

Według analizy drugiej grupy (II), która była rodziną brata matki w pierwszej grupie (I), bez biernej terapii biorezonansowej wyniki analizy ciotki i ojca żony tego brata dały organizmowi normoenergetycznemu, przy pomocy poziomej biernej terapii biorezonansowej hipoenergetyczna babcia miała lepszą aurę i otwarte czakry, z wyjątkiem czakry gardła i trzeciego oka, Hipoenergetyczna żona miała lepszą aurę i tylko otwarte czakry splotu słonecznego i korony, i podobnie jej hipoenergetyczny syn miał lepszą aurę i tylko otwarte czakry korony, ale sytuacja jej hipoenergetycznej córki nie zmieniła się z powodu zbyt dużej ilości bakterii, wirusów, grzybów, pierwotniaków, guzów, a tym samym częstotliwości zabijających je wszystkie, a następnie na detoks zostały jej podane przez aktywną terapię biorezonansową przy pomocy urządzenia ATM-Helper-Personal, które uspokoiło ją i poprawiło samopoczucie. Zgodnie z wynikami analiz sąsiadów (grupy VII - XII) tej drugiej grupy (II), grupy matki i syna (VII i VIII) miały taką równowagę, że syn normoenergetyczny miał mniej więcej pełną aurę i otwarte czakry, z wyjątkiem czakry korzeniowej i krzyżowej oraz jej hipoenergetycznej matki z jedynie czakrą korzeniową i krzyżową otwartą za pomocą horyzontalnej biernej terapii biorezonansowej, jak widziano w grupie siódmej (VII) i odwrotnie - matki normoenergetycznej z prawie pełną aurą i czakrą otwartą, z wyjątkiem czakry krzyżowej i jej hipoenergetycznego syna z jedynie czakrą korzeniową i krzyżową otwartą za pomocą horyzontalnej biernej terapii biorezonansowej, jak widziano w grupie ósmej (VIII). Podczas gdy terapia pasywna nie działała u matki z dziewiątej grupy (IX), która miała najgorsze wyniki analizy z prawie pustą aurą i wszystkimi czakrami zamkniętymi nawet po terapii, matka hipoenergetyczna z dziesiątej grupy (X) miała w przybliżeniu pełną aurę i wszystkie czakry otwarte przy pomocy poziomej terapii pasywnym biorezonansem. Z drugiej strony, bez terapii pasywnej, matki normoenergetyczne w jedenastej i dwunastej grupie (XI i XII) miały najlepsze wyniki analizy z prawie pełną aurą i wszystkimi otwartymi czakrami.

Według analizy trzeciej i czwartej grupy (III i IV), którymi były dwie rodziny wujków matki w pierwszej grupie (I), hiperenergetyczna żona wuja miała w przybliżeniu pełną aurę i 5 otwartych czakr, ale sytuacja jej hipoenergetycznej córki nie zmieniła się przy pomocy poziomej biernej terapii biorezonansowej w trzeciej grupie (III), a normoenergetyczna córka drugiego wuja miała w przybliżeniu pełną aurę i wszystkie czakry otwarte przy pomocy poziomej biernej terapii biorezonansowej i bez biernej terapii, żona jej brata była normoenergetyczna z 5 otwartymi czakrami w czwartej grupie (IV). Zgodnie z analizą piątej i szóstej grupy (V i VI), które były rodzinami wnuczki siostry babci i syna brata dziadka, odpowiednio dla matki w pierwszej grupie (I), obie rodziny miały równowagę wewnątrz grup. W piątej grupie (V) wnuczka ta, jej mąż i córka ciotki były normoenergetyczne z około pełną aurą i otwartymi 6, 7 i 5 czakrami, odpowiednio bez biernej terapii, ale córka jej brata, która była hipoenergetyczna, miała 6 czakr otwartych przy pomocy poziomej biernej terapii biorezonansowej. W szóstej grupie (VI) był ten hiperenergetyczny syn z otwartymi czterema czakrami i przy pomocy biernej terapii jego hipoenergetyczna żona otworzyła tylko czakrę koronową, ich hipoenergetyczne siostry miały całkowicie otwarte odpowiednio 4 i 5 czakr, a hipoenergetyczna żona męża jego siostry miała otwarte 4 czakry. Według analizy sąsiadów (grupy XIII - XV) z pierwszej grupy (I), był mąż normoenergetyczny z otwartymi wszystkimi czakrami, oprócz czakry koronowej i przy pomocy poziomej biernej biorezonansu żona hipoenergetyczna otworzyła tylko czakrę korzeniową i sakralną w grupie trzynastej (XIII), matka normoenergetyczna z prawie pełną aurą i wszystkimi czakrami otwartymi, przy pomocy horyzontalnej biernej terapii biorezonansowej jej hipoenergetyczna córka i hipoenergetyczna teściowa córki otworzyły tylko 2 czakry w grupie czternastej (XIV), normoenergetyczna matka otworzyła wszystkie zamknięte czakry, z wyjątkiem serca i trzeciego oka przy pomocy horyzontalnej biernej terapii biorezonansowej w grupie piętnastej (XV).

Po dwóch pierwszych analizach zarówno matki, jak i córki w pierwszej grupie (I), która była tuż przed pierwszym dniem miesiąca radżabskiego, analizowano teściową w grupie czternastej (XIV). Trzecia analiza córki z pierwszej grupy (I) oraz analiza grupy trzynastej (XIII) były w tym samym dniu , który był późną trzecią częścią miesiąca radżabskiego. W pierwszej części drugiej trzeciej części miesiąca radżabskiego analizowano odpowiednio trzecią i czwartą analizę matki i córki w pierwszej grupie (I) oraz analizę matki i córki w grupie czternastej (XIV). W ten sposób w miesiącu radżabskim przeanalizowano połowę analizy matki i córki w pierwszej grupie (I) oraz ich sąsiadów (XIII i XIV grupa). W miesiącu Szaban analizowano wszystkich krewnych (II - VI grupy) z pierwszej grupy (I), wszystkich sąsiadów (VII - XII grupy) z drugiej grupy (II) oraz sąsiada (XV grupa) z pierwszej grupy (I), oprócz czwartej analizy matki oraz piątej i szóstej analizy córki z pierwszej grupy (I). Po piątej analizie przeanalizowano córkę z pierwszej grupy (I), która znajdowała się pod koniec jednej trzeciej miesiąca szabańskiego, sąsiadkę (XV grupa) z pierwszej grupy (I), drugą grupę (II), sąsiadkę (IX grupa) z drugiej grupy (II), trzecią grupę (III) i piątą grupę (V). Następnie w pierwszej części drugiej trzeciej części miesiąca Szaban przeanalizowano resztę sąsiadów (VII, VIII, X-XII grupy) z drugiej grupy (II). Czwartą (IV) i szóstą (VI) grupę analizowano zaledwie dzień przed czwartą i szóstą analizą matki i córki w pierwszej grupie (I), która była w późnej drugiej trzeciej części miesiąca Szaban. I oprócz drugiej analizy drugiej osoby w szóstej grupie (VI), piąta osoba w szóstej grupie (VI) była analizowana zaledwie dwa dni po czwartej i szóstej analizie matki i córki w pierwszej grupie (I), która była w pierwszej części ostatniej trzeciej części miesiąca Shaban. W późnej drugiej trzeciej części miesiąca Ramadan przeprowadzono siódmą analizę córki w pierwszej grupie (I), a następnie ostatnią analizę matki i córki w późnej jednej trzeciej miesiąca Shawwal. W rzeczywistości, odpowiednio czwarta i szósta analiza matki i córki w pierwszej grupie (I), były tak ważne, że poziom normoenergetyczny ogólnego organizmu, poziom normotonii systemów i w przybliżeniu pełna aura i otwarte czakry zostały najpierw uzyskane w czwartej analizie matki bez terapii pasywnej i w przybliżeniu pełna aura i otwarte czakry zostały uzyskane w szóstej analizie córki przy pomocy poziomej terapii pasywnego biorezonansu. Ostatnia (piąta) analiza matki z pierwszej grupy (I) była równie dobra jak jej czwarta analiza, z wyjątkiem wysokiego poziomu egzogennego i endogennego zatrucia oraz ładunku promieniowania, ale z dodatkowo otwartą czakrą korony, która została zamknięta w czwartej analizie. Z drugiej strony, ostatnia (ósma) analiza córki z pierwszej grupy (I) dała najlepsze wyniki jako poziom normoenergetyczny organizmu ogólnego, poziom normotonii układów i pełnej aury oraz wszystkich czakr, które otworzyły się z bliższymi wynikami w siódmej analizie bez pasywnej biorezonansowej terapii. Dlatego też matka i córka w pierwszej grupie (I) osiągnęły najlepsze wyniki analizy w czwartej i ósmej analizie, które były odpowiednio w późnej drugiej trzeciej części miesiąca Szaban i późnej jednej trzeciej miesiąca Szawwal.

Wraz z rozwojem pierwszej grupy (I), zwłaszcza matki, zaobserwowano poprawę u pozostałych członków grupy. Tak jak druga grupa, najpierw widziano ją u sąsiadów, a potem u krewnych. Jednak najlepszy wynik uzyskano ostatecznie od córki w pierwszej grupie (I). W oparciu o znaczenie trzech miesięcy takich, że Rajab jest Allaha (c.c.), Shaban jest Hz. Muhammad's (s.a.v.) i Ramadan jest Ummah Muhammad's miesiąc, rozwój w niniejszym studium przypadku kontynuowane w tej kolejności. Ponadto, wśród wszystkich grup w tym studium przypadku, było kilka osób, które były żniwa lub ogrodnictwo, przyjemne w całym swoim życiu, szczęśliwy w swojej pracy, mając silne przekonania, nawet po traumatycznych doświadczeń, myśląc świadomie ze spokojem o przyczyny sytuacji wokół siebie, a tym samym ich wyniki analizy zostały znalezione w optymalnych poziomach bez biernej terapii. Inni natomiast osiągnęli lepszy poziom energii dzięki biernej terapii biorezonansowej. Dlatego też w tym studium przypadku można uzyskać równowagę pomiędzy tymi najlepszymi i gorszymi wynikami zarówno wśród wszystkich członków tej samej grupy, jak i wśród wszystkich grup.

IV.3. Bycie "Hz". İnsan"

Od koncepcji energii i materii do pól magnetycznych we wszechświecie, relacja pomiędzy makro i mikro punktem widzenia daje nowe perspektywy dla zrozumienia i zarządzania życiem (Tuncer, 2018b). Podczas gdy odkrycia ogromnych pól magnetycznych i ich mapowanie pomagają w tworzeniu galaktyki i przestrzeni kosmicznej (Beck, 2015; Kierdorf i in., 2017), pola magnetyczne ludzkiego ciała dostarczają informacji o sytuacji komórek, organów i całego organizmu (Becker & Marino, 1982).

Zdjęcia Kirliana i wizualizacja aury dają pierwsze próby strukturyzacji pól elektromagnetycznych człowieka (Adanikenko i in., 1969; Zakis i in., 1999). Oprócz nakładania się na siebie siedmiu czakr w organizmie człowieka, częstotliwości Solfeggio i spektrum światła widzialnego, pokazał, że aktywność słoneczna jako rezonans Schumanna zsynchronizowana z częstotliwością organizmów wpływa szczególnie na zdrowie człowieka (Cherry, 2002).

Kiedy weźmie się pod uwagę wszystkie te relacje, staje się oczywiste, jak bardzo podmioty są ze sobą powiązane. Jeśli ludzki sygnał rezonansowy pochodzi z burzy z piorunami, aktywności słonecznej, itp. (Cherry, 2002) może być zsynchronizowany z naturą, rezonans Schumanna, itp., np. za pomocą terapii polem magnetycznym, może globalnie i stale propagować się na całym świecie i do wszechświata w optymalnych poziomach (Tuncer, 2018b). Następnie sygnały z kosmosu docierają na Ziemię, organizmy, w tym ludzie, a w rzeczywistości wszystkie te rzeczy tworzą pętlę jako ciągłe źródło (Tuncer, 2018b).

Jak formowanie wszystkiego z niczego poprzez tworzenie Hz. Muhammad (s.a.v.), który jest Habiballahem przez Allaha (c.c.) zawierającym wszystko wewnątrz niczego, "Hz". Insan" zawiera Allaha (c.c.), proroków, święte księgi, aniołów, przeznaczenie i wypadek, dalej jako warunki wiary i stawia wszystkie z nich jako słowo Shahada, salaat, szybko, zakat, haj przez życie tych islamskich zasad, a tym samym rzeczy materialne i duchowe znane lub nie znane są tworzone na zawsze. Ta kolejność powstawania występuje dokładnie tak, jak fakt, że radżab jest Allaha (c.c.), Shaban jest Hz. Muhammad's (s.a.v.) i Ramadan jest miesiącem Ummah Muhammad's i trwa w formie cyklu.

Dzięki badaniom nad autofagią występującą w odpowiedzi na stres, taki jak niedobór składników odżywczych, inwazja patogenów, udział w patogenezie chorób człowieka, takich jak infekcje patogenne, choroby neurodegeneracyjne i rozwój nowotworów oraz utrzymanie homeostazy komórek jako zdobywcy Nagrody Nobla 2016 w dziedzinie fizjologii lub medycyny (Ke, 2017), naukowo podkreśla się znaczenie postu. Podobnie, poza naukowym pokazaniem różnicy występującej w okolicy czoła, zwłaszcza podczas prostaty salaty, wskazano obrazy pól elektromagnetycznych emitowanych przez różne obiekty i organizmy żywe, reprezentatywne organy ciała, 5 zmysłów i powyżej, kolory, dźwięk, zapach i kamienie dla każdej z 7 czakr (Maranki i Maranki, 2012). Reprezentatywne planety

Układu Słonecznego (inne niż Ziemia, ale obejmujące Słońce i Księżyc), organy ciała, kolory, zapach i kamienie dla znaków astrologicznych (Maranki i Maranki, 2012), jak również reprezentatywne proroków i sury Koranu dla każdego 12 znaków astrologicznych, a także reprezentatywne wymiary, planety, imiona Allaha (c.c.), proroków i aniołów dla każdego 7 czakr zostały również podane (Aktas, 2015). Ostatnio, harmonizacja kwestii materialnych i duchowych w ten sposób, a także uwzględnienie dodatkowych naukowych znaczeń wersetów Koranu (Hulusi, 2010), ułatwia zrozumienie i życie "Hz". Insan".

W tym wszechświecie, w którym wszystko jest połączone i splecione, od początku historii ludzkości, podróż każdego człowieka jest faktycznie związane z pamięcią i życiem "Hz". Obłąkany" i jak próbuje się to pokazać w niniejszym opracowaniu, wszystkie materialne i duchowe prace służą temu celowi i niosą wszystkich w ramach swoich możliwości do tego celu Biiznillah.

REFERENCJE

Adanikenko VG, Kirlian V & Kirlian S (1969) Biometr i jego możliwe zastosowania. Problemy w bioenergetyce, Kazachski Uniwersytet Państwowy, Ałma-Ata, s. 75-77.

Akan Z, Aksu B, Tulunay A, Bilsel S, Inhan-Garip A (2010) Ekstremalnie niskie częstotliwości pól elektromagnetycznych wpływają na odpowiedź immunologiczną makrofagów pochodzących z monocytów na patogeny. Bioelektromagnetyka 31(8): 603-612.

Aktas K (2015) Kürelerin müziği (w języku tureckim). Selis Kitaplar, Istanbul.

Arendash G, Sanchez-Ramos J, Mori T, et al. (2010) Electromagnetic field treatment protects against and reversitive impairments in Alzheimer's disease mice. J Alzheimers Dis. 19: 191.

Barbault A, Costa F, Bottger B, et al. (2009) Pola elektromagnetyczne modulowane amplitudowo w leczeniu raka: odkrycie częstotliwości specyficznych dla guza i ocena nowego podejścia terapeutycznego. J Exp Clin Cancer Res. 28: 51-60.

Spoiwo A (1984) Impulsowa terapia elektromagnetyczna trwałego zapalenia ścięgien guza rotatora. Lancet 8379: 695-698.

Beck R (2015) Pola magnetyczne w pobliskiej galaktyce spiralnej IC 342: Badanie wieloczęstotliwościowej polaryzacji radiowej. Astronomia i astrofizyka 578: A93. DOI: 10.1051/0004-6361/201425572

Becker R & Marino A (1982) *Elektromagnetyzm i życie.* Albany, NY: State University of New York Press.

Best S & Smith CW (1990) Electromagnetic man. Dent Ed., pierwsze wydanie, Londyn.

Binhi V & Savin A (2003) Wpływ słabych pól magnetycznych na systemy biologiczne: aspekty fizyczne. Fizyka-Uspekhi. 45(3): 259-291.

Puste M & Goodman R (1997) Czy pola elektromagnetyczne oddziałują bezpośrednio z DNA? Bioelektromagnetyka 18(2): 111-115.

Brennan F, Carr D, Cousins M (2007) Pain management: a fundamental human right. Anestezjologia analna. 105(1): 205-221.

Bukanovich O, Khan M, Chistova L, Sheliapina V, et al. (1996) Sinusoidalnie modulowane prądy w terapii przewlekłego zapalenia żołądka i jelit u dzieci. Von Kurortol Fizioter Lech Fiz Kult. 2: 22-26.

Cadossi R, Emilia G, Torelli G (1988) Limfocyty i pulsujące pole magnetyczne. W: Marino AA, Ed. Nowoczesna bioelektrownia. Nowy Jork, NY: Marcel Dekker, Inc.

Cherry NJ (2002) Rezonanse Schumanna, prawdopodobny biofizyczny mechanizm wpływu aktywności słonecznej/geomagnetycznej na zdrowie człowieka. Zagrożenia naturalne 26: 279-331.

Cossarizza A, Monti D, Bersani F, Cantini M, et al. (1989a) Niezwykle niskie częstotliwości impulsowe pola elektromagnetyczne zwiększają proliferację komórek w limfocytach młodych i starszych osób. Biochem Biophys Res Commun. 160: 692-698.

Cossarizza A, Monti D, Sola P, Moschini G, et al. (1989b) naprawa DNA po napromieniowaniu w limfocytach narażonych na działanie impulsowych pól eletromagnetycznych niskiej częstotliwości. Radiat Res. 118: 161-168.

Costa F, de Oliveira A, Meirelles R, et al. (2011) Treatment of advanced hepatocellular carcinoma with very low levels of amplitude-modulated electromagnetic fields. Br J. Cancer. 105: 640-648.

Dallari D (2009) Wpływ impulsowej stymulacji elektromagnetycznej na pacjentów przechodzących rekonstrukcję protez biodrowych: randomizowane prospektywne badanie z podwójnie ślepą próbą. Bioelektromagnetyka 30(6): 423-430.

Danze J M (2010) Le Systeme MORA ou Le Rationnel en Medicine Energetique. Pisteur Liege Ed. Czwarta edycja, Belgia.

Freire-Moran L, Aronsson B, Manz C, et al. (2011) Grupa robocza ECDC-EMA. Krytyczny niedobór nowych antybiotyków w rozwoju przeciwko wielolekoopornym bakteriom - czas na reakcję jest teraz. Aktualizacja oporności na leki. 14(2): 118-124.

Filipovic N, Djukic T, Radovic M, Cvetkovic D, Curcic M, et al. (2014) Badanie pola elektromagnetycznego na różnych liniach komórek nowotworowych. Cancer Cell International 14(84): 1-10.

Gordon G (2007) Zaprojektowana terapia impulsami elektromagnetycznymi: zastosowania kliniczne. J Cell Physiol. 212(3): 579-582.

Gotovsky Y V, Kosareva L (2011) Egzogeniczna terapia biorsonansowa o stałej częstotliwości. Instrukcja obsługi: Moskwa, Federacja Rosyjska, IMEDIS.

Girgert R, Hanf V, Emons G, Gründker C (2010) Transdukcja sygnału receptora melatoniny MT1 jest zakłócana w komórkach raka piersi przez pola elektromagnetyczne. Bioelektromagnetyka 31(3): 237-245.

Graham C & Stevenson J (2000) Mrożone chipsy: nietypowa przyczyna poważnych uszkodzeń spowodowanych przez mróz. Br J Sports Med. 34(5): 382-383.

Han J, Shuvaev VV, Muzykantov VR (2012) Targeted interception of signaling reactive oxygen forms in the vascular endothelium. Ther Deliv 3(2): 263-276.

Herrmann E & Galle M (2011) Retrospektywne badanie chirurgiczne skuteczności terapeutycznej terapii biorezonansem MORA u pacjentów opornych na alergie, ból i choroby infekcyjne. European Journal of Integrative Medicine 3: 237-244.

Hulme J, Robinson V, DeBie R, Wells G, et al. (2002) Pola elektromagnetyczne w leczeniu choroby zwyrodnieniowej stawów. Cochrane Review 1(CD003523).

Hulusi A (2010) Allah ilminden yansımalarla Kuran-ı Kerim çözümü (w języku tureckim). 3. ed., Kitsan Kitap Basim Yayin Dagitim Ltd. Sti., Istanbul.

Iurlov V, Eksareva T, Dolodarenko V (1989) Skuteczność stosowania pól elektromagnetycznych o niskiej częstotliwości w przewlekłym zapaleniu oskrzeli. Voen Med Zh. 3: 35-36.

Jeran M (1987) Stymulacja PEMF wrzodów skóry pochodzenia żylnego u ludzi: wstępne sprawozdanie z podwójnie ślepej próby. Bioelektromagnetyka 6(2): 181-188.

Ke PY (2017) Horning cell self-digestion: Autofagia zdobywa w 2016 roku Nagrodę Nobla w dziedzinie fizjologii lub medycyny. Dziennik Biomedyczny 40(1): 5-8.

Kierdorf M, Beck R, Hoeft M, Klein U, van Weeren RJ, Forman WR, Jones C (2017) Relikwie w gromadach galaktyk o wysokich częstotliwościach radiowych, Astronomia i astrofizyka 600: A18. DOI: 10.1051/0004-6361/201629570

Krishnadas R & Cavanagh, J (2012) Depresja: choroba zapalna? J Neurol Neurosurg Psychiatria 83(5): 495-502.

Lappin M, Lawrie F, Richards T, Kramer E (2003) Wpływ impulsowej terapii elektromagnetycznej na zmęczenie stwardnieniem rozsianym i jakość życia: próba podwójnie ślepa, kontrolowana placebo. Alternative Ther Health Med. 9(4): 38-48.

Lawrence P (2011) Conservative treatment of aortic graft infection. Semin Vasc Surg. 24(4): 199-204.

Lee P, Kim Y, Lim Y, Lee C, et al. (2006) Skuteczność impulsowej terapii elektromagnetycznej dla przewlekłych bólów w dolnej części pleców: randomizowane, podwójnie ślepe, kontrolowane placebo badanie. J Int Med Res. 34(2): 160-167.

MacAuley D (2001) Lodowa terapia: jak dobry jest dowód? Int J Sports Med. 22(5): 379-384.

Maranki A & Maranki E (2012) Kozmik bilim ve bilinçle yaşam enerjisi (w języku tureckim). 90. ed., Hayat Yayinlari, Istanbul.

Markov M, Nindl G, Haslewood C, Cuppen J (2006) Interakcje między polami elektromagnetycznymi a układem odpornościowym: możliwy mechanizm kontroli bólu. Bioelektromagnetyka Koncepcje Prądu, Springer, str. 213-225.

Markov M (2007) Rozszerzające się zastosowanie terapii impulsowym polem elektromagnetycznym. Electromagn Biol Med. 26(3): 257-274.

Mattiessen B (2011) Homeopatia w opiece zdrowotnej - Skuteczność, odpowiedniość, bezpieczeństwo, koszty. Springer Verlag.

Moritz A & Henriques F (1947) Badania urazów termicznych II. e względne znaczenie czasu i temperatury powierzchni w powstawaniu oparzeń skórnych. Am J Pathol. 23: 695-720.

Mueller R, Bergvall K, Bensignor E, Bond R (2012) Przegląd terapii miejscowej zakażeń skóry bakteriami i drożdżakami. Vet Dermatol. 23(4): 330-362.

Navaratil L, Hlavaty V, Landsingerova E. (1993) Możliwe zastosowania terapeutyczne impulsowych pól magnetycznych. Cas Lek Cesk. 132(9): 590-594.

Pihtili A, Galle M, Cuhadaroglu C, Kilicaslan Z, Halim Z, Issever Z, Erkan F, Cagatay T, Gulbaran Z (2014) Dowody na skuteczność metody biorezonansu w zaprzestaniu palenia: Badanie pilotażowe. Forsch Komplementmed 21: 239-245.

Popp F A (2000) Biofotonika i spójne systemy. Obrady 2. konferencji Aleksandra Gurwitscha i dodatkowe wystąpienia, Prasa Uniwersytetu Moskiewskiego.

Rasouli J, Lekhraj R, White NM, et al. (2012) Attenuation of interleukin-1beta by pulsed electromagnetic fields after traumatic brain injury. Neurosci Lett. 519(1): 4-8.

Romeo S, Zeni L, Sarti M, et al. (2011) Wzorce migracji elektroforetycznej DNA zmieniają się po ekspozycji komórek Jurkata na pojedynczy intensywny nanosekundowy impuls elektryczny. PLoS One 6(12): 28419.

Rosenberg P, Mehndiratta R, Mehndiratta Y, Wamer A, et al. (2002) Powtarzające się przezczaszkowa stymulacja magnetyczna leczenie współistniejących zaburzeń stresu pourazowego i poważnej depresji. J Neuropsychiatria. Klinika Neurosci. 14: 270-276.

Ross CL & Harrison BS (2013) Wykorzystanie pola magnetycznego do redukcji stanu zapalnego: Przegląd historii i wyników terapeutycznych. Terapie alternatywne 19 (2): 47-54.

Ross CL, Siriwardane M, Almeida PG, Porada CD, Brink P, et al. (2015) Wpływ pola elektromagnetycznego o niskiej częstotliwości na różnicowanie komórek macierzystych/progenitorowych ludzkiego szpiku kostnego. Stem Cell Research 15: 96-108.

Rubik B (1997) Bioelektromagnetyka i przyszłość medycyny. Admin Rad J. 16(8): 38-46.

Sandyk R (1998) Leczenie impulsowymi polami elektromagnetycznymi prądu przemiennego normalizuje opóźnienie wizualnej odpowiedzi wywołanej u pacjenta w stwardnieniu rozsianym z zanikiem wzroku. Int J Neurosci. 93(3-4): 239-250.

Sherman R, Acosta N, Robso L (1999) Leczenie migrenowych bólów głowy z pulsującymi polami elektromagnetycznymi: Podwójnie ślepa, kontrolowane placebo badanie. Bóle głowy 39(8): 567-575.

Sisken B (1992) Regeneracja nerwów: implikacja dla klinicznego zastosowania stymulacji elektrycznej. Pierwszy Światowy Kongres Elektryczności i Magnetyzmu w Biologii i Medycynie; Orlando, FL.

Sorularla Islamiyet Strona internetowa: https://sorularlaislamiyet.com Feyyaz Bilim ve Gelisim Dernegi.

Sutbeyaz S, Sezer N, Koseoglu F, Kibar S (2009) Terapia impulsowym polem elektromagnetycznym o niskiej częstotliwości w fibromialgii: randomizowane, podwójnie zaślepione, kontrolowane pozornie badanie kliniczne. Clin J Pain. 25(8): 722-728.

Traitcheva N, Angelova P, Radeva M, Berg H (2003) pola ELF i fotoutlenianie dające śmiertelne skutki dla komórek nowotworowych. Bioelektromagnetyka. 24(2): 148-150.

Tuner, I (2018a) Nowy początek medycznego wykorzystania pól elektromagnetycznych. Zmiany w patologii klinicznej i medycznej, 1(2): 1-2. DCMP.000506.2018.

Tuner, I (2018b) Terapia polem magnetycznym w powiązaniu z relacją między makro- i mikrokosmosem. Cohesive Journal of Microbiology & Infectious Disease, 2(1): 1-2. CJMI.000528.2018.

Walleczek J (1992) Wpływ pola elektromagnetycznego na komórki układu odpornościowego: rola sygnalizacji wapniowej. FAZA B. 6:3177-3185.

Wenke J & Guelcher SA (2011) Podwójna dostawa antybiotyku i czynnika wzrostu stanowi odpowiedź zarówno na wyzwania mikrobiologiczne, jak i biologiczne związane z zanieczyszczonymi złamaniami kości. Ekspercka opinia na temat dostarczania leków. 8(12): 1555-1569.

Światowa Organizacja Zdrowia (2009) Światowe zagrożenia dla zdrowia w 2009 r.: śmiertelność i obciążenie chorobami związanymi z wybranymi głównymi zagrożeniami. Genewa, Szwajcaria.

Światowa Organizacja Zdrowia (2017 r.) Statystyki dotyczące zdrowia na świecie 2017: monitorowanie zdrowia na potrzeby GZS, Cele zrównoważonego rozwoju. Genewa, Szwajcaria.

Światowa Organizacja Zdrowia (2004) Sytuacja w zakresie leków na świecie w 2004 r. Genewa, Szwajcaria.

Światowa Organizacja Zdrowia (2011) Światowa sytuacja w zakresie leków 2011: konsumpcja farmaceutyczna. Genewa, Szwajcaria.

Zakis J, Lithgow BJ, Cosic I, Fang JQ, Soultanov V (1999) Kirlian Photography Techniques and Equipment. Inceedings of the Inaugural Conference of the Victorian Chapter of the IEEE Engineering in Medicine and Biology Society (str. 160 - 164). Clayton Vic Australia: Uniwersytet Monash.

Zimmerman J, Pennison M, Brezovich I, et al. (2012) Proliferacja komórek rakowych jest hamowana przez specyficzne częstotliwości modulacji. Br J. Cancer. 106(2): 307-313.

Zimmerman JW, Jimenez H, Pennison MJ, Brezovich I, Morgan D, i in. (2013) Ukierunkowane leczenie nowotworów za pomocą pól elektromagnetycznych o częstotliwości radiowej modulowanych amplitudowo na częstotliwościach specyficznych dla guza. Chinese Journal of Cancer 32 (11): 573-581.

Zullino DF i Khazaal Y (2005) Zwiększone ryzyko wystąpienia działań niepożądanych z przewodu pokarmowego w połączeniu SSRI/NSAID może być spowodowane interakcjami farmakokinetycznymi. Br J Clin Pharmacol. 59(1): 118-119.

FSC
www.fsc.org
MIX
Papier | Fördert
gute Waldnutzung
FSC® C083411

Kolibri 360 GmbH
Ferdinand-Jühlke-Straße 7
99095 Erfurt, Deutschland
produktsicherheit@kolibri360.de

Druck:
CPI Druckdienstleistungen GmbH
im Auftrag der
Kolibri 360 GmbH
Ferdinand-Jühlke-Str. 7
99095 Erfurt